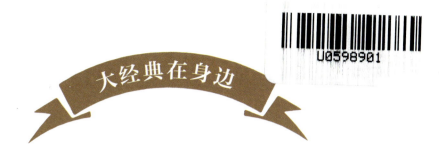

大经典在身边

# 吃出健康
## 药食同源食疗诸方

韩燕全 主编

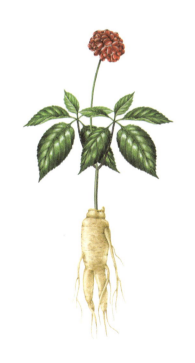

内蒙古科学技术出版社

**图书在版编目（CIP）数据**

吃出健康：药食同源食疗诸方 / 韩燕全主编.

赤峰：内蒙古科学技术出版社, 2025. 3. --（大经典在身边）. -- ISBN 978-7-5380-3854-5

Ⅰ. R247.1

中国国家版本馆CIP数据核字第2025RS8998号

吃出健康——药食同源食疗诸方

主　　编：韩燕全

组织策划：梁　旭　季文波

责任编辑：梁　旭　张文娟

装帧设计：深圳市弘艺文化运营有限公司

出版发行：内蒙古科学技术出版社

地　　址：赤峰市红山区哈达街南一段 4 号

邮购电话：0476-5888970　6980897

印　　刷：天津画中画印刷有限公司

字　　数：252 千

开　　本：710mm×1000mm　1/16

印　　张：14

版　　次：2025 年 3 月第 1 版

印　　次：2025 年 3 月第 1 次印刷

书　　号：ISBN 978-7-5380-3854-5

定　　价：58.00 元

在浩瀚的中华医药文化长河中，《本草纲目》犹如一颗璀璨的明珠，闪耀着智慧与健康的光芒。这部由明代杰出医药学家李时珍倾尽毕生心血编纂的巨著，不仅在我国药史学领域占据着举足轻重的地位，更是 16 世纪前我国乃至世界上最为系统、完整且科学的医学著作之一，被誉为"东方药物巨典"。全书总计超过 190 万字，分 52 卷详尽收录了 1892 种药物，其中包括 374 种创新记载的新药物，并汇聚了 11096 个珍贵医方，配以 1160 幅细腻精美的插图。

《本草纲目》的价值远不止于医学典籍的范畴，更是食养文化的集大成者，倡导"药食同源"的理念，为后世留下了丰富的食疗养生秘籍。书中不仅展现了食养本草的独特魅力，更揭示了日常食材中潜藏的保健奥秘，让平凡的食物焕发出非凡的健康功效。它教会我们如何根据个体的体质差异、季节的变换及身体的健康状况，巧妙地运用食物进行自我调养。这种将医药智慧融入日常饮食的养生哲学，既简便易行又成效显著，不仅能有效预防疾病、强化体质，更深刻体现了中医"治未病"的深邃智慧。

在当今这个物质充裕却往往忽视身心健康的时代，《本草纲目》中的养生智慧如同一股清泉，滋养着我们的心灵与身体。基于学习、传承、介绍并传播《本草纲目》中食养本草精华的初衷，我们编写了这本旨在普及食养知识的书籍。本书秉持"常用常见"的原则，精心挑选了58种食材与24种中药材，从它们的性味归经、具体功效出发，延伸至选购保存的技巧、适宜人群、禁忌事项及实用的食疗方案，全方位、多角度地进行了深入浅出的介绍。

书中穿插的纯实物照片，更是直观展现了食材与药材的真实面貌，让读者在享受阅读乐趣的同时，能够直观感受到食养本草的丰富多样与独特魅力。本书的编写风格严谨而不失生动，结构清晰，内容翔实，旨在通过现代视角重新诠释古书精髓，帮助读者在短时间内领略《本草纲目》的博大精深，并从中汲取那份跨越时空的本草养生智慧。

我们深知，在快节奏的现代生活中，保持身心的和谐与健康尤为重要。因此，本书不仅深入挖掘了《本草纲目》中关于食养本草的精髓，还巧妙融合了现代营养学理论与生活实践，为读者提供了一套既科学又实用的养生指南。无论您是忙碌的职场人士，还是追求生活品质的生活家，都能在这本书中找到适合自己的养生之道，让健康成为您生活中不可或缺的一部分，让生命之树因食养而更加枝繁叶茂。

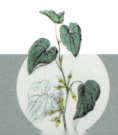

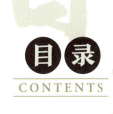

# 目录
## CONTENTS

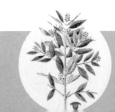

**03**

🌿 **第三篇　药养精粹——药材养生方**

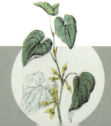

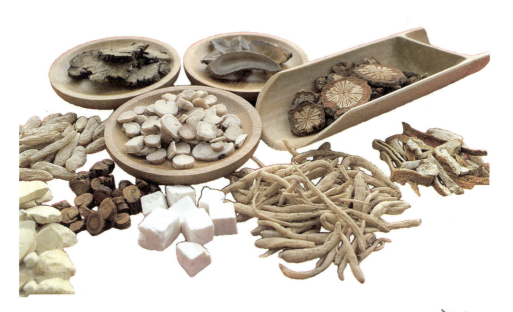

古法食养·焕新人生

AI司药岐黄先生

传承
AI智解本草良方
古法今用，科学养生更健康。
遵循中医理论，调制个性化滋补良方。
食药搭配秘籍

食疗
吃出健康好体质
用日常食材，迈出守护健康第一步。

药膳

云博
3D中医药互动馆
云游数字博览馆，沉浸式开启中医药探索之旅。

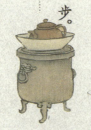

扫码探寻
《本草纲目》的
养生智慧

AI定制专属食养方案，吃出健康好体质

第一篇

# 《本草纲目》中的中医常识

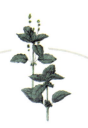

在本篇中，我们将引领您踏入一场关于食物养生与中医药基础理论知识的深度探索之旅。在这里，每一种食材都不仅仅是果腹之物，还承载着调养身心、预防疾病的重任，我们将一同揭开食物养生的神秘面纱。同时，也将深入浅出地阐述中医药基础理论的核心要义，从四性五味、中药配伍再到煎煮常识，让您通过对中药理论知识的把握，为自己和家人量身定制最适合的养生方案。

**扫码查看**

- 传承·AI智解本草良方
- 食疗·吃出健康好体质
- 药膳·食药搭配秘籍
- 云博·3D中医药互动馆

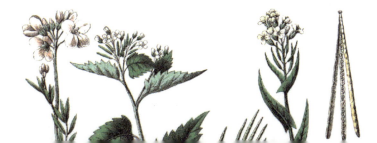

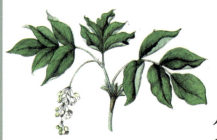
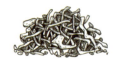

# 第一章
# 食物养生的秘密

　　古人云："安身之本，必资于食；不知食宜者，不足于存生。"这句话强调了食物对于疾病预防、健康维护的不可或缺性。中医理论精髓之一的"药食同源"，深刻揭示了食物与药物之间密不可分的联系。

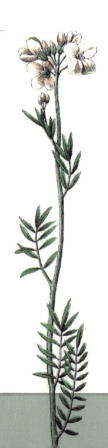

　　中医认为，药物可视为特殊的食物，而食物在适当情况下也能发挥药物般的效用。

　　食物之所以能治病，源于它们具备寒、热、温、凉之"四性"，以及酸、苦、甘、辛、咸之"五味"，这些性味特点决定了它们各自对应的脏腑调理作用及归经方向。

　　因此，科学合理的膳食安排不仅是满足基本的生理需求，更是追求身强体健、长寿，以及辅助疾病治疗的有效途径。

# 一　食物的四性

　　"性"指的是食物具有寒、热、温、凉四种基本属性，中医将其统称为四性。寒性与凉性、温性与热性虽同属两类对立的食性范畴，但在程度上是有所区别的。具体而言，若某食物寒性表现不那么强烈，则被视为凉性；相应的，热性较弱的则被视为温性。在自然界中，温热性的食物种类相较于寒凉性而言更为丰富。此外，还有一些食物的性质较为平和，称为"平"性。由于平性没有寒凉或温热的作用来得显著，所以实际上虽有寒、热、温、凉、平五性，但一般仍称为四性。

## 寒性食物 01

作用：清热泻火、解毒排毒。当体内出现实热或虚热症状时，适量摄入寒性食材能有效缓解体内热象，恢复平衡状态。

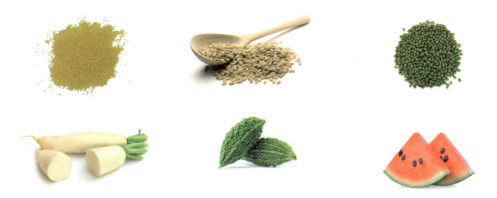

代表食物：小米、绿豆、大麦、薏仁、苦瓜、冬瓜、白萝卜、海带、西瓜、梨等。

食用禁忌：

寒性食材虽清热解毒，却易损伤人体阳气。因此，对于阳气不足、体质偏寒或脾胃虚弱的人群来说，应尽量少食，以免加重体内寒气，影响健康。在食用时，建议根据个人体质和季节变化适量搭配，以达到最佳的食疗效果。

作用：温中散寒、畅通阳气。对于体内存在实寒或虚寒的人群尤为适宜，能够有效缓解因寒冷导致的身体不适。

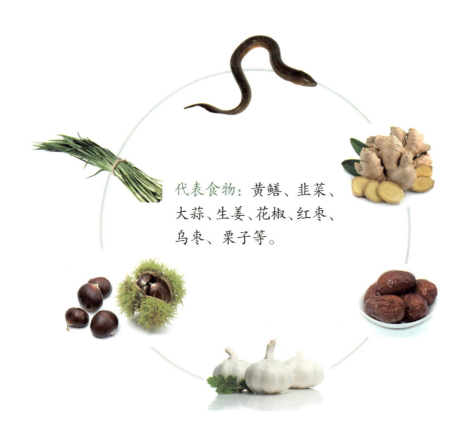

代表食物：黄鳝、韭菜、大蒜、生姜、花椒、红枣、乌枣、栗子等。

食用禁忌：

这类食物大多具有较为强烈的辛香燥烈之性，过量食用可能会助长体内火势，耗损津液。因此，对于已经处于热病状态或阴虚火旺体质的人群来说，应当尽量少食，以免对身体造成不良影响。

作用：温中散寒、通阳补气。特别适用于阳气不足导致出现虚寒等症状的人群，以及仅受到轻微实寒侵袭的人群。

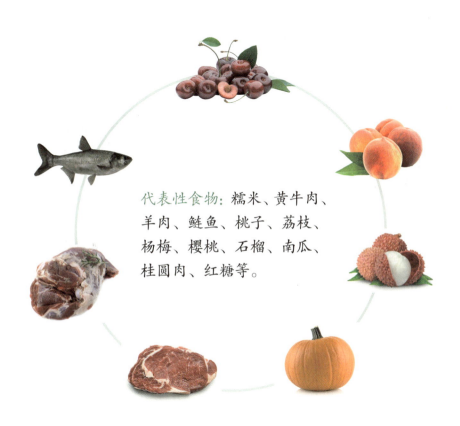

代表性食物：糯米、黄牛肉、羊肉、鲢鱼、桃子、荔枝、杨梅、樱桃、石榴、南瓜、桂圆肉、红糖等。

食用禁忌：

尽管温性食物相较于热性食物更为平和，但仍具有一定的助火性质，可能加剧体内热象，耗损津液。因此，对于已经处于热性病症状态或阴虚火旺体质的人群而言，应当尽量少食，以免适得其反。

**作用**：清热养阴。凉性食物特别适宜于热性病症的初期阶段，有助于迅速缓解体内热邪，同时对于疮疡肿痛、痢疾等热毒所致之症也有良好的辅助治疗效果。

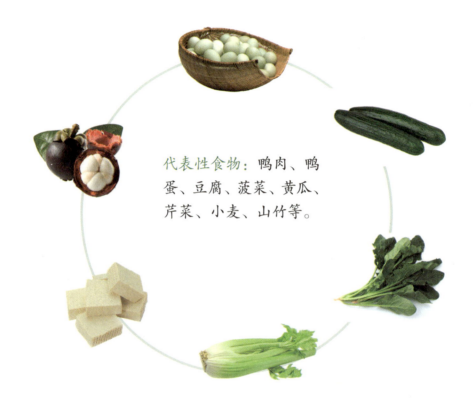

**代表性食物**：鸭肉、鸭蛋、豆腐、菠菜、黄瓜、芹菜、小麦、山竹等。

**食用禁忌：**
虽然凉性食物相较于寒性食物更为平和，但长期过量食用仍可能对体内阳气造成一定影响。因此，对于阳虚体质或脾气虚损的人群而言，应尽量少食，以免加重体内虚寒状况，影响身体健康。在食用时，建议根据个人体质与季节变化合理搭配，以达到最佳的食疗效果。

作用：健脾开胃、补益身体。平性食物性味甘平，是日常生活中极为常见且广受欢迎的食材，适合各种饮食习惯的人群长期适量食用。

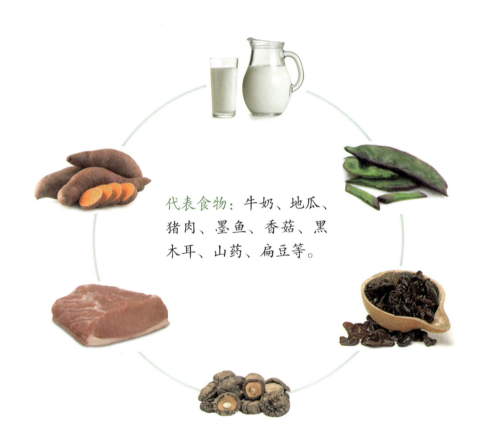

代表食物：牛奶、地瓜、猪肉、墨鱼、香菇、黑木耳、山药、扁豆等。

食用禁忌：

这些食物性味平和，几乎适合所有体质类型的人群食用。在实际饮食中，可根据个人的健康状况、年龄、性别及季节变化等因素综合考虑，适量搭配，以达到最佳的饮食效果。对于特定疾病患者，如存在食物过敏或特殊饮食需求，应在医生或营养师的指导下进行合理选择。

# 二 食物的五味与人体五脏

食物的五味即酸、苦、甘、辛、咸，不仅赋予了食物千变万化的风味，更与人体内的五脏——肝、心、脾、肺、肾之间存在着微妙而紧密的联系。

01

## 酸味食物滋养肝部

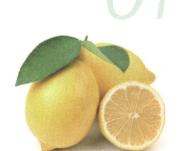

**作用** 酸味入肝，能收敛固涩，适量食用酸味食物有助于增强肝脏的疏泄功能，调节情绪，促进胆汁分泌。它们还能平息气喘与腹泻，同时开胃健脾，有效促进食欲，让人胃口大开。

**代表性食物** 醋、马齿苋、柑橘、橄榄、柠檬、枇杷、橙子、山楂、杨梅、石榴、柚子等。

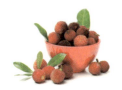

**食用禁忌** 长期酸味过重，可能会使肌肉失去原有的光泽与弹性，变得粗糙坚硬，甚至影响口唇的正常形态。更为严重的是，过多食用酸性食物还可能刺激胃肠道，引发痉挛与消化功能紊乱，影响身体的整体健康。

## 苦味食物滋养心部

02

**作用** 苦味入心，可清心除烦，适当摄入苦味食物能清除心火、安神定志，有利于心血管健康。它们还能有效促进体内湿气排出，同时帮助降低不良气息，增强身体的排毒与代谢功能。

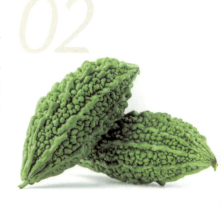

**代表性食物** 苦荞麦、苦菜、苦瓜、慈姑、荷叶、菊花、茶叶、杏仁、百合、莲子心、白果、桃仁、李仁等。

**食用禁忌** 苦味食物摄入过多，可能会对皮肤与毛发造成不良影响，使皮肤变得枯槁，毛发易于脱落。同时，过苦的食物还可能刺激肠胃，导致腹泻与消化不良等问题。

*03*

# 甘味食物滋养脾胃

**作用** 甘味食材以其独特的甜味滋养着脾胃，不仅能为身体补充所需热量，还具有补益气血、舒缓痉挛、缓解疼痛及调节脾胃功能的功效。适量摄入甘味食材，有助于增强身体机能。

**代表性食物** 莲藕、丝瓜、土豆、菠菜、南瓜、黄豆、大麦、黑木耳、蘑菇、蜂蜜、银耳、荸荠、香蕉、核桃、鲢鱼、鸡肉、香菇、芡实等。

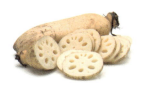
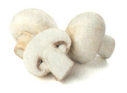

**食用禁忌** 过量摄入甘味食材可能会导致体内热量过剩，进而引发骨骼疼痛、头发脱落等不适症状。长期过量食用还可能对脾肾功能造成损害，表现为心气烦闷、喘息加剧及肤色晦暗等。

## 辛味食物滋养肺部

**作用** 辛味食材以其独特的辛香之气，主要作用于肺部，具有宣散肺气、行气活血的显著效果。它们能够通畅血脉、温经活血，有效发散体内风寒，消除气滞。

**代表性食物** 葱、生姜、香菜、芥菜、白芥子、油菜籽、油菜、大蒜、韭菜籽、肉桂、花椒、胡椒、辣椒、茴香、韭菜、紫苏、枸橼、薤白、陈皮、佛手等。

**食用禁忌** 由于辛味食材具有较强的刺激性，过量摄入可能会刺激胃黏膜，导致肺气过盛，进而影响身体的筋脉舒展与指甲健康。特别是对于那些已经患有痔疮、肛裂、胃溃疡、便秘等病症的人群来说，过量食用辛味食材可能会加重病情，不利于身体的康复。

## 咸味食物滋养肾部

**作用** 咸味入肾，能软坚散结，适量摄取咸味食物可滋养肾精，促进水液代谢，维持体内环境的平衡。它们还具有泻下通便、补益阴血的功效，海产品大多为咸味食物。

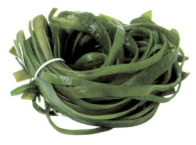

**代表性食物** 盐、大酱、紫菜、海带、海藻、海蛰、海参、蟹、田螺、淡菜、火腿、鲍鱼、蛏肉、鸽蛋等。

**食用禁忌** 长期过量摄入咸味食物，会导致血液中的盐分浓度过高，影响血液循环，甚至使血液瘀滞变色。对于心脏病、高血压等心血管疾病患者而言，这一影响尤为显著。

# 三 食物的性味归经与体质养生

　　食物的性味归经作为中医饮食养生的核心理念之一，揭示了不同食物所具有的寒、热、温、凉四性及酸、苦、甘、辛、咸五味，以及它们各自归属的脏腑经络，为个体化的体质养生提供了科学依据。

　　体质，作为人体生命过程中，在先天禀赋和后天获得的基础上所形成的形态结构、生理功能和心理状态方面相对稳定的固有特质，直接影响着人体对自然和社会环境的适应能力，以及对疾病的易感性。因此，根据个人的体质特点，选择与之相适应的食物进行调养，成为实现"治未病"、促进身心健康的关键。中医根据性别、年龄、情绪、饮食、生活习惯等多方面因素，将人体划分为九种体质类型。这九种体质类型各具特点，对个人的健康管理和疾病预防具有重要意义。

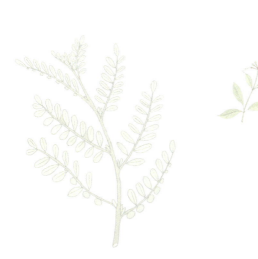

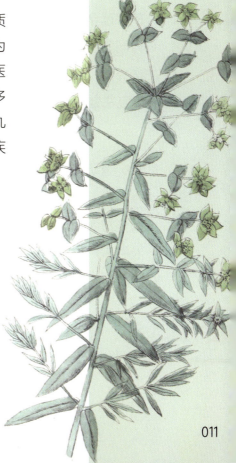

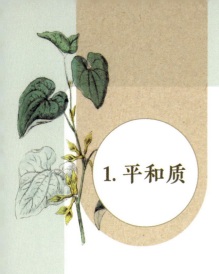

## 1. 平和质

### 体质特征

平和体质者，身形匀称，肌肉结实而不显臃肿，展现出健康之美。其发质浓密，光泽自然，眼神清澈明亮，显露出良好的精神状态。在日常生活习惯上，此类人群饮食均衡，睡眠安稳，排泄系统顺畅，大小便规律正常。他们精力充沛，无论严寒酷暑皆能适应，性格活泼开朗，善于交流，心情常保持愉悦。观察其舌象，可见舌体胖瘦适中而色淡红，为气血调和之征。

### 养生原则

秉持"中庸之道"于日常养生之中，是平和质人群应遵循的核心理念。在饮食方面，应控制食量，既不过度饱食，以免增加胃肠负担，亦不使身体长期处于饥饿状态，影响营养吸收。食物选择上，倾向于五谷杂粮、新鲜蔬菜与水果等自然食材，减少油腻及辛辣食物的摄入，以维护体内环境的平衡与和谐。

运动方面，平和体质者适宜选择温和适度的锻炼方式，避免高强度、高负荷的运动项目，以免耗损过多体力。对于老年人而言，散步与太极拳等低强度、高柔韧性的运动尤为适宜，既能促进血液循环，增强体质，又能陶冶情操，享受运动的乐趣。

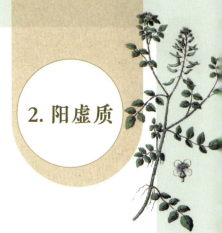

**2. 阳虚质**

### 体质特征

阳虚体质者，体形呈现白胖之态，或面色淡白无华，常感倦怠乏力。他们对寒冷较为敏感，偏好温暖环境，手足易冰凉，小便清长，大便时而稀薄。唇色淡，口气平和，常自发出汗，脉象沉细且乏力，舌象则表现为舌淡而胖。

### 养生原则

阳气不足的人常表现出情绪不佳，因此要善于排解不良情绪，保持心情愉悦。由于此类体质对气候变化，尤其是寒冷天气较为敏感，因此冬季应特别注重保暖；而在春夏季节，则宜注重阳气的培补，以促进体内阴阳平衡。

日常生活中，应避免在寒冷环境中长时间停留，如冬季室外露宿等；也要避免因不当行为导致体感寒冷，如直吹电扇、处于内外温差过大的空调房环境等，以减少对阳气的损伤。同时，还需注意避免长时间处于风口、树荫下等阴凉之地。

"动则生阳"，体育锻炼对阳虚体质者尤为重要。应根据自身体力状况选择合适的项目，如散步，慢跑，练习太极拳、五禽戏、八段锦等，坚持每日进行适量的运动，以增强体质，提升阳气。此外，日光浴和空气浴也是不错的选择，有助于强壮卫阳之气。

在饮食方面，应多摄取甘温益气的食物，如牛羊肉、葱姜蒜、花椒、鳝鱼、韭菜等，以温补阳气。同时，应减少生冷寒凉食物的摄入，如黄瓜、藕、梨、西瓜等，以免损伤脾胃阳气。此外，还应多食用具有壮阳作用的食品，如狗肉等，以进一步增强体质。

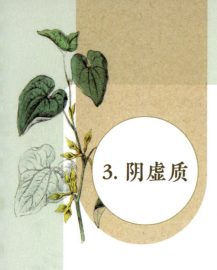

## 3. 阴虚质

### 体质特征

　　阴虚体质者，身形往往瘦长，面色多偏红或颧部潮红，肤色略显苍赤。其睡眠质量不佳，易受失眠困扰，且情绪上易心烦意乱。易口燥咽干，偏好冷饮以解燥热，唇色红而微干，手足心常有发热感。大便偏干或秘结，小便短赤。脉象细弦或数，舌象则表现为舌红少苔或无苔。

### 养生原则

　　阴虚体质者性情急躁，易心烦易怒，此乃阴虚火旺、扰动心神所致。因此，加强自我修养显得尤为重要，可通过练习书法、下棋等静谧活动来陶冶性情，或外出旅游，寄情山水之间，以达到心境平和的目的。日常生活中，多聆听曲调舒缓、轻柔的音乐，有助于平复情绪。

---

　　对于阴虚体质者来说，手足心热、口咽干燥、畏热喜凉是常态。夏季酷热难耐，需注意避暑降温；秋季干燥之时，更需注重滋阴润燥，以防伤阴耗气。

---

　　在运动方面，阴虚体质者应避免过激活动，而选择太极拳、八段锦、内养操等较为温和的锻炼方式，以调养肝肾功能为主。锻炼时需注意控制出汗量，并及时补充水分，以防脱水伤阴。

---

　　在饮食方面，应遵循保阴潜阳的原则，多摄取芝麻、糯米、蜂蜜、乳品、甘蔗、蔬菜、水果、豆腐、鱼类等清淡食物，以滋养阴液。而对于葱、姜、蒜、韭、薤、椒等辛辣燥烈之品，则应尽量少食或避免食用，以免加重阴虚症状。

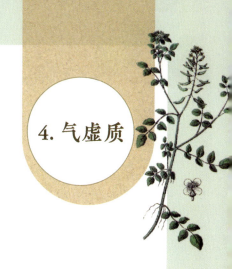

**4. 气虚质**

**体质特征**

　　气虚体质者，其形体表现为消瘦或偏胖，面色偏黄或呈现不健康的苍白，目光缺乏神采，显得较为黯淡。生活中，他们常感口淡无味，唇色苍白无华，言语声低且缺乏自信，个性偏于内向，不善言辞。此类体质者易自发出汗，尤其在活动后更为明显，常感体倦乏力，记忆力减退，健忘多忘。观察其舌象，可见舌淡苔白，脉象则显得虚弱无力。

**养生原则**

　　气虚体质的人生活要有规律，避免过度劳累与熬夜，以养精蓄锐，固护正气。在运动锻炼方面，应选择低强度、多次数的运动方式，如散步、慢跑、打太极拳等，避免进行大负荷或易导致大量出汗的运动，以免耗气伤津。此外，定期进行艾灸或按摩足三里穴有助于健脾益气、增强体质，是气虚体质者养生的有效方法。

　　在饮食方面，气虚体质者应多摄取具有益气健脾作用的食物，如白扁豆、香菇、大枣、桂圆、蜂蜜等，能够滋养脾胃、补充气血。同时，中药材中的人参、黄芪、山药、莲子、茯苓等也是补气佳品，可根据个人体质适量食用，以达到调理身体的目的。

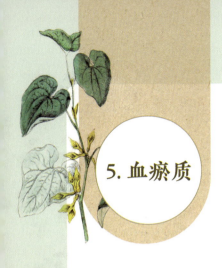

# 5. 血瘀质

### 体质特征

血瘀体质者，体形多偏瘦长，面部特征显著，易见色斑沉积，眼眶周围暗沉，面色晦暗无华，口唇色泽偏淡紫，透露出体内血液循环不畅的迹象。相较于常人，他们更易受伤且恢复缓慢，常伴随瘀血现象，肌肤也显得较为干燥。在消化系统方面，可能伴有大便干结的情况。观察舌象，可见舌质紫暗或伴有瘀点，脉象细涩。

### 养生原则

血瘀体质的人要培养乐观的情绪，愉悦的精神状态有助于气血的顺畅流通，促进营卫的和谐运行，从而有效改善血瘀状况。相反，长期的苦闷与忧郁情绪则会加剧血瘀倾向，不利于体质的调理。

---

在日常生活中，保持充足的睡眠是必不可少的，但也要避免过度安逸，以免气血运行不畅。适当的运动锻炼对于血瘀体质者尤为重要，应多选择那些有益于心脏血脉的活动，如舞蹈、太极拳、八段锦、动桩功、长寿功、内养操及保健按摩术等。

---

在饮食方面，血瘀体质者应多摄取具有活血、散结、行气、疏肝解郁作用的食物，如黑豆、海藻、海带、紫菜、萝卜、胡萝卜、金橘、橙、柚、玫瑰花及绿茶等。同时，应尽量减少肥猪肉等油腻食物的摄入，以免加重血瘀倾向。

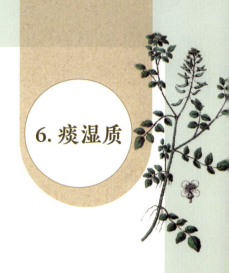

## 6. 痰湿质

### 体质特征

痰湿体质人群，体形往往偏肥胖，肌肉显得松弛无力，面色淡黄且暗沉，肤色则可能呈现出白滑的状态。他们常常偏好肥甘厚味的食物，导致身体易于感到疲倦和沉重，行动懒散，嗜睡情况较为普遍。口中常有黏腻感，大便可能稀溏不成形。观察脉象，多见濡滑之象；舌象则表现为舌体胖大，苔滑腻。

### 养生原则

痰湿体质的人多形体肥胖，身重易倦，故应长期坚持体育锻炼，以改善体形和增强体质。适合的运动方式包括散步、慢跑、球类运动、武术、八段锦、五禽戏及各种舞蹈等，可根据个人兴趣和体力状况进行选择。

在居住环境上，痰湿体质者应避免长时间居住在潮湿环境中，以减少湿邪的侵袭。尤其在阴雨季节，更需注意防潮防湿。日常衣着应选择透气性好、易散湿的材质，以便及时排出体内湿气。此外，经常晒太阳或进行日光浴也是促进湿气排出的有效方法。

饮食方面，痰湿体质者应减少肥甘厚味食物的摄入，酒类也应适量控制，避免过饱。应多摄取具有健脾利湿、化痰祛湿功效的食物，如白萝卜、荸荠、紫菜、海蜇、洋葱、枇杷、白果等。

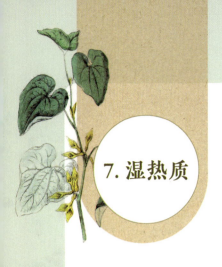

## 7. 湿热质

### 体质特征

　　湿热体质者，体形多偏肥胖，面色发黄且暗沉，常伴有油腻感，头皮亦显油腻。此类体质者常伴随口干口臭、胃腹部饱胀不适、大便黏滞不爽、小便偏黄。情绪上，湿热体质者较为急躁易怒，易感到烦躁与倦怠。男性易有阴囊潮湿的现象，女性则可能出现带下增多的情况。观察舌象，可见舌质偏红，苔黄腻；脉象则表现为滑数。

### 养生原则

　　湿热体质的形成往往与长期不良饮食习惯密切相关，因此应尽快调整饮食结构，以清淡、易消化为主，减少辛辣、油腻食物，如辣椒、火锅、烧烤等辛温助热食物的摄入。应多摄取具有清热祛湿作用的食物，如赤小豆、薏苡仁、莲子、冬瓜、苦瓜等。

---

　　湿热体质者应尽量避免在潮湿炎热的环境中工作和生活，衣着上应选择宽松透气的衣物，同时减少熬夜次数，保证睡眠质量。湿热体质者易出现痤疮、皮癣等皮肤病，因此需养成良好的卫生习惯，保持皮肤清洁干燥。湿热体质的形成与长时间不运动有一定的关系，中长跑、游泳、各种球类运动等强度较大的锻炼方式有助于促进体内湿热的排出。湿热体质者情绪波动较大，易烦躁，易怒，应学会调节情绪，可以通过冥想、瑜伽等方式来放松心情。

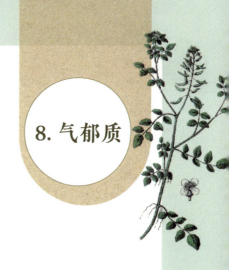

## 8. 气郁质

### 体质特征

气郁体质者，体形可能消瘦或偏胖，面色常显苍暗或萎黄，缺乏光泽。性格偏内向，言语不多，情绪变化复杂，时而性情急躁易怒，时而陷入忧郁寡欢之中，易怒且易急躁。常伴有口干之感，睡眠质量不佳、易失眠，大便偏干燥，小便短赤。观察舌象，可见舌淡红、苔白；脉象为弦脉。

### 养生原则

气郁体质的养生重点在于调节情绪，促进气血流通。首先，应主动寻求快乐，积极参与社会活动及集体文娱活动，增加生活乐趣。同时，多听轻松、开朗、富有激情的音乐，有助于提升情绪，缓解抑郁状态。阅读积极的、充满乐趣的书籍，尤其是那些展现美好生活前景的作品，能够培养开朗、豁达的性格特质。

---

在体育锻炼方面，气郁体质者可选择运动量较大的运动方式，如跑步、登山、游泳等，不仅能够增强体质，还能有效促进气血循环，缓解气滞症状。

---

在饮食方面，气郁体质者可适量饮用低度酒，以活动血脉、提升情绪。同时应多食用具有行气作用的食物，如佛手、橙子、柑皮、荞麦、韭菜等，有助于疏通气机，缓解气滞带来的不适。

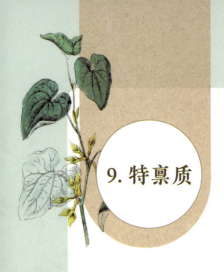

## 9. 特禀质

**体质特征**

特禀体质亦称过敏体质，其核心特征在于生理上的特殊反应与过敏现象。此类体质人群可能遭遇多种不寻常的身体反应，如无故鼻塞、频繁打喷嚏与流涕，易罹患哮喘，且对特定气味、花粉乃至季节变化异常敏感。部分人的皮肤尤为脆弱，易发荨麻疹，并因过敏而出现紫红色瘀点、瘀斑，严重影响生活质量。

**养生原则**

特禀体质者应清淡、均衡饮食，严格规避那些易引发过敏反应的食物，如蚕豆、白扁豆、鹅肉、鲤鱼、虾、蟹，以及辛辣刺激的酒类、辣椒等，还有那些可能含有致敏物质的食物，以防诱发或加重原有病症。

---

保持居住环境通风良好且清洁卫生。定期清洗晾晒被褥、床单，以减少尘螨等过敏原滋生。新居装修后，务必充分通风，待甲醛等有害气体挥发完毕后再行入住。

---

建立规律的生活作息，确保充足的睡眠。在春季花粉飞散高峰期，应适当减少室外活动，或采取防护措施，如佩戴口罩，以减少花粉过敏的发生。

---

积极参与各类体育锻炼，不仅有助于增强体质，还能提高身体对过敏原的抵抗力。但需注意，在锻炼过程中应根据自身状况调整强度，避免过度劳累。

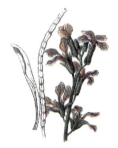

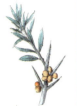

# 第二章
# 叩响中医药之门

　　日常生活中我们常吃的许多食材，如绿豆、紫苏、乌梅、杏仁、海藻、山楂及红小豆等，其实都蕴含着中药的奇妙效用。要想充分发掘并利用这些食材的中药特性，达到预防疾病或促进康复的目的，关键在于深入系统地学习历经千年沉淀的中医中药理论。

---

## 一　气味阴阳——中药入门第一课

　　气味阴阳是中医对药物性质的分类体系，涵盖了药物的四性、五味及升降浮沉的阴阳特性。具体而言，药物之性分为寒、热、温、凉四性，其中温热属性归于阳，寒凉属性则归于阴。而药物的五味——酸、苦、甘、辛、咸，同样蕴含阴阳之分，辛与甘因其发散、滋养之性被归为阳，酸、苦、咸则因收敛、泻下等特性被划分为阴。此外，药物的升降浮沉也体现了阴阳之别：升与浮的性质向上向外，属于阳；沉与降的性质向下向内，则属于阴。这一系列分类不仅揭示了药物的基本属性，还指导了中医在临床上的用药。

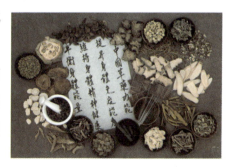

## 四性

中药的"性"亦称"气"，是一个历史悠久且沿用至今的专业术语。四性，即寒、热、温、凉四种基本药性。这四性体现了药物性质的相互对立与细微差别：寒凉与温热互为对立，而寒与凉、热与温之间则仅在于作用强度的不同，温稍逊于热，凉略轻于寒。

这些药性的划分，源于药物对人体产生的特定作用。例如，当出现因感受风寒而致的畏寒发热、流清涕、小便清长及舌苔白等寒性症状时，使用紫苏、生姜等温热性药物煎汤服用，可通过促进发汗来缓解上述症状，从而证明了这些药物具有温热的药性。

经过长期的临床实践，中医药界已对绝大多数中草药的药性有了深入的了解和掌握。基于"寒者热之，热者寒之"的治疗原则，即利用药物的寒凉属性治疗热性病，以温热属性治疗寒性病，医者能够针对患者的具体病情，精准选用药物。

此外，还有一类药性相对平和的药物，被归类为"平"性。因为平性药在寒、热、温、凉方面的作用不若其他四性显著，所以在实际上虽有寒、热、温、凉、平五性，而一般仍称为四性。

## 五味

"五味"即指酸、苦、甘、辛、咸这五种基本的味觉体验，它们不仅通过味蕾直接感知，还在临床应用中根据药物疗效得以确认。每种味道承载着独特的药理作用：

### 酸

具有收敛固涩的作用，常用于控制汗液流失、止渴等。酸味药物往往能有效缓解因虚脱导致的体液失衡。

### 苦

能泻火解毒、燥湿通泄、引导气机下降。多数清热燥湿、泻下通便及降逆止呕的药物苦味显著，展现出强大的清泻之力。

## 甘

具有滋补强身、调和药性、缓解急症之功效。滋补类与调和药性的药物中，甘味占据多数。

## 辛

具有发散风寒、促进气血流通及宣肺理气的功效。多数发汗解表与行气活血的药物蕴含辛味。

## 咸

擅长软坚散结、促进泻下。对于体内结块积聚及需要通便泻下的病症，咸味药物常能发挥关键作用。

此外，还有淡味与涩味，虽不直接归入传统"五味"之中，但同样具有重要的药用价值：

## 淡

因其接近无味而得名，主要功效在于渗利水湿、通利小便。淡味药物多用于消除体内水湿、促进排尿。

## 涩

与酸味相似，具有收敛止汗、固精止泻及止血等功效，对于需要固摄体内物质、防止外泄的病症有显著疗效。

淡味没有特殊的滋味，常与甘味并提，称为"淡附于甘"；而涩味作用与酸味相近，故在习惯上仍沿用"五味"之称，实则涵盖了更为丰富的味觉与药理内容。

## 升降浮沉

升降浮沉就是药物作用于人体的四种趋向。它们的意义如下：

**升** 即上升、升提

专用于治疗因气机下陷所致的病症，如脱肛、子宫下垂等，具有显著的升提作用。

**降** 即下降、降逆

专用于解决病势上逆的问题，如呕吐、咳嗽等，通过降逆来平息病势。

**浮** 即轻扬、向外发散

针对病位在体表的情况，发挥解表、散寒、透疹等作用，使药力达肌表。

**沉** 代表重坠、向内渗透

适用于病位在体内的治疗，如清热泻火、利水渗湿等，引导药力深入内里。

总而言之，升浮类药物倾向于上行向外，包括升阳、发表、散寒、催吐等功能；而沉降类药物则下行向内，涵盖清热、泻下、利水、收敛、平喘、止呃等多种效用。

在临床实践中，升降浮沉不仅是药物的基本属性，更是指导用药的关键原则。根据病变部位（上、下、表、里）及病势（上逆、下陷）的不同，灵活选用相应特性的药物，是实现精准治疗的关键。例如，胃气上逆宜用降逆药，久泻脱肛则需升提药。

药物的升降浮沉特性，通常与其性味、质地相关联。辛甘温热之药多升浮，苦酸咸寒凉之药则多沉降，故有"酸咸无升、辛甘无降"之说。质地轻盈如花、叶者多升浮，而重实如种子、果实、矿石者则多沉降。然而，这一规律并非绝对，还需结合药物的具体功效及炮制方法综合考量。例如，旋覆花虽为花类，却具沉降之性。

此外，通过不同的炮制方法，还能改变药物的升降浮沉特性，如酒炒则升，姜制则散，醋炒则敛，盐制则下行等。

# 二 中药的运用法则：七情配伍，君臣佐使

## 1. 药物"七情"，相爱相杀

配伍是依据患者病情及药物性能，精心挑选并组合两种或多种药物，以期达到最佳治疗效果的过程。回溯中草药的发展历程，起初，人们多依赖单味药来对抗疾病。随着时间的推移，药物种类不断丰富，人们对疾病的认知也不断深化，面对日益复杂多变的病症，用药策略也逐步从单一向多元发展。为了应对病情严重或复杂的挑战，多种药物开始被联合应用，形成了复杂的配伍体系。

配伍之妙，在于药物间的相互作用。一方面，某些药物能够协同增效，共同发挥更强的治疗作用；另一方面，也可能因药物之间相互拮抗，而削弱或抵消彼此的功效。比如，合理的配伍能减轻甚至消除药物的毒性或副作用，但也有可能因不当组合而导致药效减弱或产生不良反应。

针对这些复杂的药物间关系，古人通过长期的观察与实践，总结出了"七情"理论，即药物配伍的七种基本情形，具体内容如下：

**单行** 是指单用一味药来治疗疾病，专病专治。例如，用一味马齿苋治疗痢疾；独参汤单用一味人参，大补元气、治疗虚脱等。

**相须** 是指功用相类似的药物，配合应用后可以起到协同作用，加强药物的疗效。例如，石膏和知母都能清热泻火，两者配合应用功效更强。

**相使** 是指以一种药物作为主药，配合其他药物来提高主药的功效。如脾虚水肿，用黄芪配合茯苓，可加强主药黄芪益气健脾利水的作用；胃火牙痛，用石膏清胃火，再配合牛膝引火下行，可促使胃火牙痛更快地消除。

**相畏** 是指一种药物的毒性或其他有害作用能被另一种药物抑制或消除。如生半夏有毒性，可以用生姜来消除它的毒性，是从受抑制的药物——生半夏的角度来说。

**相杀** 是指一种药物能减轻或消除另一种药物的毒性反应。如防风能解砒霜毒，绿豆能减轻巴豆毒性等，是从起抑制作用的药物角度来说。

**相恶** 是指两种药配合应用以后，一种药可以减弱另一种药的药效。如人参能大补元气，但若配合莱菔子同用，就会损失或减弱补气的功能等。

**相反** 是指两种药物配合应用后，可能发生毒性反应或剧烈的副作用。

在药物的"七情"中，除了单行外，其他六种情况都提醒我们在配伍时需要格外留意。相须和相使是我们在临床用药时应当积极考虑的配伍原则，因为它们能促使药物更好地发挥疗效。简单来说，就是当两种或多种药物功效相近或相辅相成时，组合使用往往能带来更佳的治疗效果，这就是"当用相须、相使者良"的道理。

而相畏和相杀则主要针对那些具有毒性或副作用的药物。在使用这类药物时，我们需要特别注意配伍，利用相畏和相杀的原理来抑制或消除其毒性或副作用，确保用药的安全。这就是"若有毒宜制，可用相畏、相杀者"的实践智慧。

相比之下，相恶和相反则是临床用药中必须严格避免的配伍禁忌。当两种药物相恶时，一种药物会削弱另一种药物的药效；而当两种药物相反时，它们配伍后可能会产生剧烈的副作用，对用药者造成危害。因此，我们必须牢记"勿用相恶、相反者"的原则，确保用药的准确性和安全性。

## 2. 君臣佐使，共奏华章

　　方剂的诞生，并非简单地将药物堆砌在一起，而是遵循着一定的原则和规律。古人以"君、臣、佐、使"四字，精妙地概括了药物配伍中的主从关系。一个真正有效的方剂，就如同精心编排的乐章，针对性强，结构严谨，每一味药都承载着明确的使命，共同演绎出治疗疾病的华彩篇章。

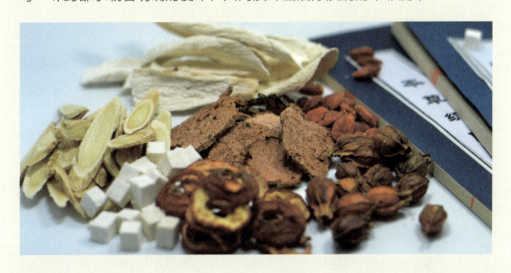

**君药**　　作为方剂中的核心，君药直接针对疾病的主要病因或主证进行治疗。其药效通常较强，用量也相对较大。

**臣药**　　臣药在方剂中扮演的是辅助角色，其主要任务是协助和加强君药的治疗效果。

**佐药**　　佐药是方剂中另一种性质的辅助药物，其作用更为多样化。根据具体需要，佐药可以分为正佐和反佐两种：

　　正佐：正佐药主要用于协助君药治疗患者可能存在的兼证，即除主证以外的其他症状。

　　反佐：反佐药能对君药起到一种制约作用。在某些情况下，君药的副作用可能较为明显，此时反佐药就能够减轻或消除这些副作用。

**使药** 　使药主要分为引经药和调和药两种：

引经药：具有独特的导向作用，能够引导方剂中的其他药物直达病所。

调和药：主要用于调和方剂中各种药物之间的关系，使它们能够和谐共处、协同作用。

## 方剂配伍的原则性与灵活性

在中药方剂中，药物的君、臣、佐、使分类，主要依据的是它们在方剂中所起作用的主次地位。值得注意的是，除君药外，臣、佐、使药往往承载着多重意义，它们的功能并非单一且固定。

在构建方剂时，并没有一成不变的模板或公式。方剂的具体构成包括药物的数量及君、臣、佐、使的完备程度，完全取决于患者的具体病情、治疗需求及所选药物的功能特性。然而，无论方剂如何变化，君药作为方剂的核心，始终是不可或缺的。通常来说，君药的数量较少，且其用量相较于作为臣、佐、使药时会更大，以确保其主导作用的发挥。

对于复杂的方剂，如包含多种药物的大方或由多个基础方剂组合而成的复方，关键在于理解各组成药物的功能，并据此进行归类，明确其主次关系。如在麻黄汤中，麻黄为君药，桂枝为臣药，杏仁为佐药，甘草为使药，它们协同作用，共同针对风寒表实证进行治疗。

同时，方剂的构成也体现了中医的灵活性。简单的方剂可能仅包含君药和臣药，如芍药甘草汤；或仅有君药与佐药，如左金丸的黄连与吴茱萸；甚至可能仅有一味主药，如独参汤的人参。而在复杂的方剂中，君药、臣药、佐药、使药都可以多样化，以适应复杂的病情和治疗需求。

### 3. 中药的使用剂量

剂量指的是中草药在临床实践中被应用的具体分量，它涵盖了重量、数量及容量等多种形式，这些信息通常会明确标注在医生的处方上，以供药房准确配药。

中草药的疗效与其使用剂量密切相关。若需大剂量治疗而实际用量偏小，可能导致药效不足，延缓康复进程，甚至贻误病情；反之，若治疗仅需小剂量却过量使用，则可能因药物过量而损伤人体正气，对治疗产生不利影响。此外，处方中各药物剂量的调整也会直接影响到整个方剂的功效与适用范围。

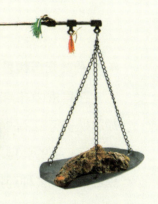

## 确定剂量的三大考量因素

### （1）药物性质与剂量的关系

使用剧毒药物应严格控制剂量，从小量开始，根据病情变化逐步调整，病情好转后应逐步减量或停药，以防中毒或产生副作用。

一般来说，质地轻、易煎出的药物用量不宜过大；质重、难煎出的则需较大用量。新鲜药物因含水分较多，用量可适当增加，而干燥品则应减少。过于苦寒的药物易伤肠胃，用量亦需控制，不宜久服。

### （2）剂型、配伍与剂量的关系

同一药物，在汤剂中的用量通常大于丸剂或散剂。复方配伍时，各单味药的用量往往小于单独使用时。

### （3）年龄、体质、病情与剂量的关系

成人及体质强壮者，用药量可适当增加；儿童、体弱者则需酌减。病情轻微时不宜重剂，病情严重时则可适当增加剂量。

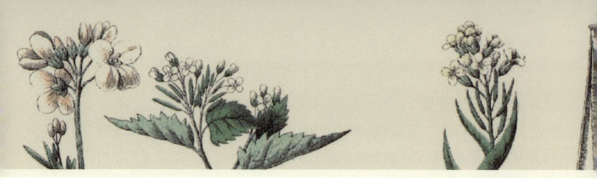

### 4. 中药的配伍禁忌

在寻求中药治疗的过程中，许多人往往仅关注对症施药，却忽视了药物间的配伍禁忌及饮食上的配合，这无形中给身体增添了不必要的负担。配伍禁忌是中药学中的一个重要概念，指的是当两种或多种药物混合使用时，可能发生的体内或体外相互作用。体外相互作用常见于药物调配或制剂制备过程中，可能引发药物的理化性质改变，如中和、水解、失效等，进而表现为浑浊、沉淀、产生气体及颜色变化等外观上的异常。体内相互作用则发生在药物进入人体后，在吸收、分布、代谢、排泄等过程中。

此类配伍不当可能带来多重负面影响：一是削弱药物的治疗作用，导致治疗目标难以实现；二是增强药物的副作用或毒性，可能引发严重的不良反应；三是过度增强治疗作用，超出患者身体的承受能力，同样可能引发不良反应，甚至对病人造成危害。

在中医历史上，古人早已认识到这一问题，并总结出了"十八反"与"十九畏"的宝贵经验。其中，"十八反"主要指的是两种药物配伍后，会产生或增强毒性反应与副作用；

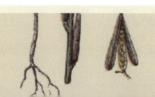
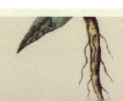

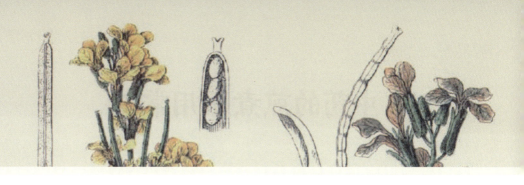

"十九畏"描述的是某些药物合用时，彼此相互制约，使原有功效降低甚至丧失，难以发挥预期治疗作用。

## 十八反

甘草反甘遂、大戟、芫花、海藻。

乌头反贝母、瓜蒌、半夏、白蔹、白及。

藜芦反人参、沙参、丹参、玄参、细辛、芍药。

## 十九畏

硫黄畏朴硝；

水银畏砒霜；

狼毒畏密陀僧；

巴豆畏牵牛；

丁香畏郁金；

川乌、草乌畏犀角；

牙硝畏三棱；

官桂畏石脂；

人参畏五灵脂。

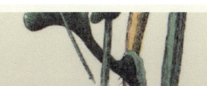

# 〖三〗 中药的煎煮服用常识

## 1. 科学煎煮

清代医家徐灵胎在《医学源流论》中提到："煎药之法，最宜深讲，药之效不效，全在乎此。"中药多以汤剂形式服用，而砂锅与搪瓷器皿因其稳定的化学性质而成为煎药的首选，应尽量避免使用铁制容器，以防药材与金属发生不良反应。

在用水量方面，需根据药材的总体积来确定，通常建议水量以刚好浸没药材表面为宜，这样既能确保药材充分浸润，又能避免水分过多导致药效稀释。此外，煎药过程中还有以下事项必须注意：

— 1 —
**煎前浸泡**

煎药前，先用冷水浸泡药材，使其充分吸水，便于有效成分析出。

— 2 —
**火候与时间**

在中药煎煮过程中，火候的调控与时间的把握是确保药效的关键。通常情况下，各种药材可一同下锅，水沸后应转小火慢煎，持续15~20分钟。此阶段需防止药汁因沸腾而溢出，同时避免干锅。

为了减少药材中易挥发成分的流失，煎药时应尽量减少开盖次数。对于某些滋补性强、味道浓厚的药材，如熟地和首乌，可适当延长煎煮时间，以充分提取其有效成分；相反，对于具有清热、解表、芳香特性的药材，则宜缩短煎煮时间，以防其有效成分被破坏或药性发生改变。个别特殊药材在煎煮过程中，需采用特殊处理方法，如包煎、另炖或另煎、熔化、后下等，确保最大程度发挥其药效。

## 2. 用药的饮食禁忌

俗话说："吃药不忌口，坏了大夫手。" 这句话揭示了无论是西药还是中药，在治疗过程中都需严格遵循饮食禁忌的重要性。那么，在服用中药时，我们应当如何合理安排饮食，以确保药效的充分发挥并维护身体健康呢？

### 忌浓茶

浓茶中富含鞣酸成分，当其与中药同时摄入时，可能会影响人体对中药中有效成分的吸收，从而削弱药物的治疗效果。特别是当服用如阿胶、银耳等滋补类中药时，更应避免与茶水同服。

### 忌萝卜

萝卜本身具有消食、破气等特性，这些作用可能与某些中药的疗效产生冲突或抵消。在服用如人参、黄芪等滋补类中药时，应严格避免同时食用萝卜。

### 忌生冷

生冷食物因其性质多偏寒凉，往往难以消化，且容易对胃肠道产生刺激作用，进而影响胃肠对药物的正常吸收。

### 忌辛辣

热性辛辣食物，性质多偏温热，往往具有耗气动火的特点。在服用具有清热败毒、养阴增液、凉血滋阴等功效的中药时，食用热性辛辣食物容易影响药物的治疗效果。

### 忌油腻

油腻食物因其性质黏腻，往往具有助湿生痰、滑肠滞气的作用，不仅难以消化和吸收，还可能阻碍胃肠对中药中有效成分的充分吸收。

### 忌腥膻

许多中药具有独特的芳香气味，其所含的芳香物质在发挥药效过程中，可能会受到腥膻气味的不良影响，进而影响药物的吸收、代谢等过程。因此在服用中药期间，摄入鱼、虾等或牛羊肉等会干扰中药的药效。

## 第二篇

# 饮食智慧——食材养生方

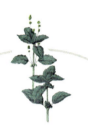

　　生活中很多不起眼的食材，却蕴藏着独特的养生智慧。本篇将带您深入探索那些生活中随处可见的食材，揭示它们背后的养生奥秘与妙用之道。我们不仅会详细介绍每一种食材的性味归经、保健功效，更将从现代营养学的视角，对这些食材进行科学的成分分析，让您在运用它们进行食疗养生时，能够拥有更加全面、深入的知识体系，树立科学的营养观念。

**扫码查看**

🧑 传承·AI智解本草良方
🍎 食疗·吃出健康好体质
🥘 药膳·食药搭配秘籍
📱 云博·3D中医药互动馆

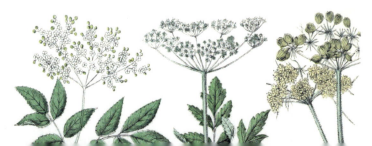

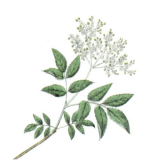

# 第一章
# 五谷杂粮的养生妙方

在中医的理论体系中，五谷杂粮被视为兼具充饥与调养五脏六腑双重功效的宝贵食材，不仅是经济实惠的日常主食，更是养生的天然补品。如小米滋养脾脏、安神助眠，大豆养护肾脏，薏米祛湿，绿豆消暑解渴……

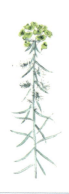

## 一 补中益气：粳米

大米、硬米

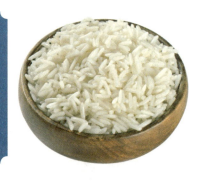

粳米是日常生活中极为常见的主食，富含高达 79% 左右的淀粉等糖类物质，是当之无愧的人体热量的主要供给源。粳米富含蛋白质、维生素 $B_1$、维生素 $B_2$、钙、磷、铁、葡萄糖、果糖、麦芽糖等多种营养成分，与各类中药材巧妙搭配，熬制成粥，可作为病后康复调养的辅助食疗方。

**性味归经 02**

性平，味甘。归脾、胃经。

**功效 03**

粳米具有健脾和胃、补中益气、除烦渴、止泻痢的功效。

《本草纲目拾遗》中亦有记载："米油，力能实毛窍，最肥人。黑瘦者食之，百日即肥白，以其滋阴之功，胜于熟地也。"（注释：米油具有滋养肌肤、滋补身体的功效。肤色暗沉、体形消瘦的人食用米油，大约经过一百天的时间，肤色和体态就会改善，变得白皙而丰满。米油的滋补效果甚至超过了熟地黄这种药材。）

**选购保存 04**

粳米以颗粒整齐、光泽自然者为佳。选购时要检查干燥度，确保不易粘连，无杂质，米灰、碎米少；嗅闻有自然清香味，无霉变异味。

粳米需密封存至干燥、阴凉、通风的地方，防虫防蛀，避免高温潮湿。

**人群宜忌 05**

宜 适于大部分人群，尤其是产妇，老年人（因体虚）、高热患者、久病初愈者，以及存在脾胃虚弱、烦渴、营养不良问题或病后体弱的人群。

忌 糖尿病患者，干燥综合征、更年期综合征中属阴虚火旺者和痈肿疔疮热毒炽盛者尽量少食。

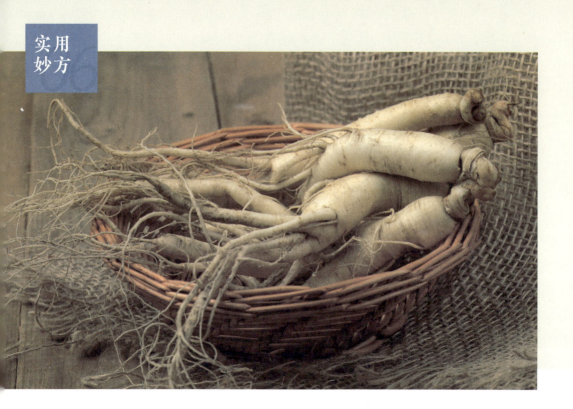

# 人参粳米粥

**功效：** 补益元气、增强体质。

**食材：** 人参 5 克，粳米 50 克。

**做法：**

1. 将人参和粳米洗净，沥干水分。

2. 人参先用适量水煎煮，取汁。

3. 将人参汁与粳米同煮，加适量清水，慢火熬至粥熟即可。

**温馨提示：** 身体健康者无须过量进补，阴虚火旺体质者或炎热天气时应避免服用。服用期间请避免与白萝卜、浓茶同食，以免影响药效。

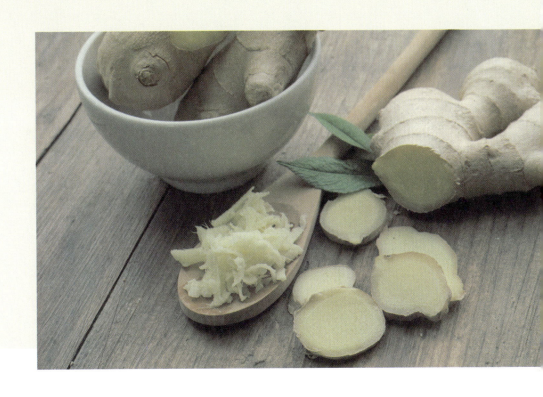

# 葱姜米粥

**功效：** 止咳祛寒。

**食材：** 葱白、姜丝各 10 克，粳米 50 克。

**做法：**

1. 将葱白、姜丝和粳米洗净，沥干水分。

2. 粳米加适量水煮粥，30 分钟后待米粒变软时，放姜丝和葱白。

3. 继续用小火熬煮，直至粥稠、米粒软烂即可。

**温馨提示：** 葱白擅长发散风寒，虽发汗作用温和，但对缓解感冒初期症状颇为有效。生姜则能温暖中焦、驱散寒邪，对于因寒邪引起的咳嗽有显著疗效。

# 二 健脾和胃：小米

粟米、谷子、黏米

小米是我国古代五谷之一，富含淀粉、钙、磷、铁、维生素 $B_1$、维生素 $B_2$、维生素 E、胡萝卜素等营养成分。将其熬制成小米粥，口感细腻，易于消化吸收，特别适合老人、儿童及脾胃虚弱者食用。

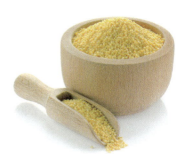

## 性味归经

性凉，味甘、咸。归脾、胃、肾经。

## 功效

小米具有健脾益气、调和胃气、安神助眠的功效，常用于辅助治疗脾胃虚弱、消化不良、失眠多梦等症状。小米还能清虚热、利小便、活烦渴、抗氧化、抗炎，对预防心血管疾病、糖尿病等慢性疾病有一定的辅助作用。

## 选购保存

选购时，注意观察小米的米粒大小是否均匀，颜色是否自然一致，同时确保无虫蛀、无杂质混入。

小米应妥善贮存于低温、干燥且避光的环境中，防止受潮、发霉或受到阳光直射导致营养流失。

## 人群宜忌

**宜** 适于大部分人群，尤其是体质虚弱、精血受损、食欲缺乏者，失眠、体虚、低热者，孕妇及食不消化、泄泻者。

**忌** 气滞、身体虚寒者，糖尿病患者，胃酸分泌过多者尽量少食。

# 红糖小米粥

**功效：** 改善痛经。

**食材：** 小米 100 克，红枣 5 枚，红糖 10 克。

**做法：**

1. 将小米和红枣清洗干净，并沥干水分。
2. 锅中加适量水，放入小米、红枣，小火慢煮 1 小时。
3. 加 10 克红糖拌至溶化，继续煮 10 分钟即可。

**温馨提示：** 小米健脾益气，红枣补血益气，红糖温中补虚、缓急止痛，三种食材结合食用，有效缓解女性痛经症状。

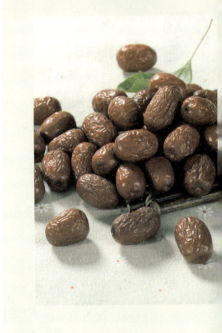

# 小米山药粥

**功效：** 改善小儿消化不良。

**食材：** 小米 100 克，山药 200 克。

**做法：**

1. 洗净食材，山药去皮切小块。
2. 锅中加适量水，放入山药和小米，大火煮沸。
3. 转小火煮 50 分钟，直至粥稠、山药软烂。

**温馨提示：** 山药健脾益胃，能改善脾胃虚弱、消化不良等问题。小米与山药熬制成粥，食之能有效改善小儿消化不良、肢体乏力等症状。

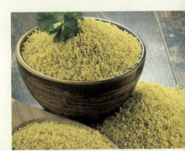

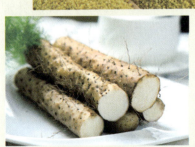

# 三 养心安神：小麦

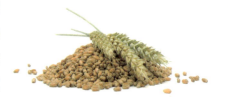

**麦子**

小麦作为北方人的主要食材，不仅富含碳水化合物、膳食纤维、维生素和矿物质，还含有对人体健康有益的抗氧化物质，如酚酸和类黄酮，是维持人体日常饮食营养均衡不可或缺的一部分。

## 性味归经

性凉，味甘。归心、脾、肾经。

## 功效

小麦具有养心安神、滋养肾脏、增强体质的功效，能改善心肾不交引起的失眠、健忘、腰膝酸软等症状。对于体虚多汗的人群，小麦具有显著的敛汗作用。此外，小麦还可以健脾助消化、预防便秘、清热解毒。

## 选购保存

选购时，优选外观干净、无霉变、无虫蛀痕迹且未发芽的小麦，确保颗粒饱满且圆润。

小麦适合低温储藏，日晒可降低小麦的含水量，延长保存时间。

## 人群宜忌

**宜** 适于大部分人群，尤其是心血不足、心悸不安、频繁打呵欠、失眠多梦者，以及有脚气病、末梢神经炎、体虚、自汗、盗汗、多汗等症患者。

**忌** 慢性肝病、糖尿病等病症患者尽量少食。

# 红枣小麦粥

**功效：** 可用于更年期保健。

**食材：** 小麦 30 克，红枣 6 颗，粳米 50 克。

**做法：**

1. 将小麦、粳米和红枣洗净。
2. 砂锅中放入小麦，加水煮至熟烂。
3. 取汁与粳米、红枣一同煮粥。

**温馨提示：** 此粥能有效减轻更年期女性心烦意乱与虚汗过多等不适症状。

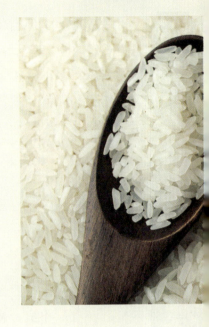

# 小麦甘枣汤

**功效：** 宁心安神。

**食材：** 小麦 50 克，甘草 10 克，红枣 8 颗。

**做法：**

1. 洗净食材，将小麦、甘草、红枣放入砂锅。
2. 加入 500 毫升水，中火煮 30 分钟。
3. 关火，盛出即可饮用。

**温馨提示：** 此汤具有止咳除烦、宁心安神的功效。

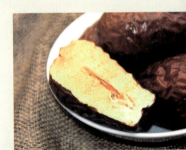

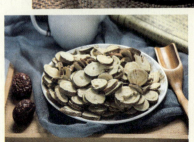

# 四　健胃消积：荞麦

荞麦作为常见谷物，在人们的饮食中占据一定地位。其营养丰富，富含蛋白质、膳食纤维、多种维生素（如维生素 B 族）及矿物质（像镁、铁、锌等），是均衡膳食的优质选择。

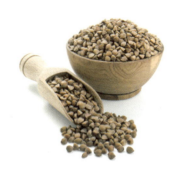

## 性味归经

性寒，味甘。归脾、胃、大肠经。

## 功效

荞麦具有健胃消积的功效，能有效缓解胃痛胃胀、消化不良、食欲不振、肠胃积滞及慢性泄泻等消化系统问题。同时，对于降低血脂、预防心血管疾病具有积极意义。荞麦还因其辅助人体代谢葡萄糖的特性，成为防治糖尿病的天然良品。

## 选购保存

选购时，优选大小均匀、颗粒饱满且表面光泽度良好的荞麦粒。

荞麦应存放在常温、干燥且通风良好的环境中，以防止受潮和霉变。建议将荞麦面与干燥剂一同置于密闭容器内，低温保存。

## 人群宜忌

**宜** 适于大部分人群，尤其是食欲不振、饮食不香、肠胃积滞等病症患者和出黄汗、糖尿病患者。

**忌** 胃溃疡、胃炎、低血糖患者，以及体质虚寒者尽量少食；忌与野鸡肉、猪肉等一同食用。

# 荞麦茶

**功效：** 缓解自汗、盗汗。

**食材：** 荞麦 5 克。

**做法：**

1. 荞麦加适量热开水冲泡。

2. 盖上杯盖，闷 15 分钟即可。

**温馨提示：** 荞麦具有健脾消积、下气宽肠的功效，有助于缓解因阴虚内热引起的自汗、盗汗症状。

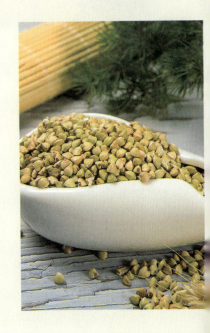

# 藕节荞麦叶汤

**功效：** 化瘀止血、除热消滞。

**食材：** 荞麦叶 50 克，藕节 3 个。

**做法：**

1. 洗净食材，藕节切小块。

2. 砂锅中放适量水，加入荞麦叶和藕节。

3. 煮至食材熟透即可。

**温馨提示：** 此汤能辅助治疗高血压、毛细血管脆弱引发的出血症状及眼底出血等健康问题。

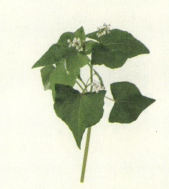

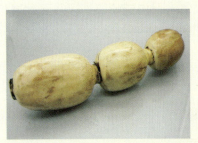

# 五 益气补血: 黄豆

大豆、黄大豆

黄豆的蛋白质含量高达 40% 左右，且氨基酸组成接近人体所需，易于消化吸收，是素食和减脂健身人士的理想蛋白质来源。黄豆还可加工制成豆腐、豆浆、酱油等多种传统食品，美味可口、营养价值高。

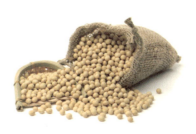

## 性味归经

性平，味甘。归脾、大肠经。

## 功效

黄豆具有健脾益气的功效，能宽中下气、缓解胃肠不适，还能预防和治疗缺铁性贫血。黄豆中的某些成分能够降低血液中的胆固醇含量，有助于预防心血管疾病，如动脉硬化、冠心病等。此外，黄豆还有控制血糖水平、利水、抗癌、促进新陈代谢的功效。

## 选购保存

选购时，优选颗粒饱满、大小及颜色均匀一致、无霉烂变质、无虫蛀痕迹，以及无明显破皮的黄豆。

购买回来的黄豆充分晒干，随后使用干净、密封性良好的塑料袋装好，放在阴凉、干燥且通风良好的地方保存。

## 人群宜忌

宜 适于大部分人群，尤其是动脉硬化、高血压、冠心病、高血脂、糖尿病人群，以及癌症等病患者。

忌 有消化功能不良、胃脘胀痛、腹胀等慢性消化道疾病的人尽量少食。

# 醋黄豆

**功效：** 美容养颜。

**食材：** 黄豆、醋适量。

**做法：**

1. 洗净食材，黄豆用清水浸泡 4~5 小时。

2. 黄豆煮熟后，用食用醋泡 7 天即可。

**温馨提示：** 醋黄豆能滋养皮肤、加快新陈代谢，有美容养颜的功效。

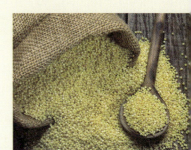

# 小米黄豆粥

**功效：** 健脾和胃。

**食材：** 黄豆 10 克，小米 30 克，白糖 2 克。

**做法：**

1. 洗净食材，黄豆煮熟备用。

2. 锅中加适量水，放入小米，大火煮开后加黄豆。

3. 改小火熬煮至粥稠米烂，加白糖即可。

**温馨提示：** 将小米与黄豆一同熬煮成粥，可共同发挥健脾养胃、止泻的功效。

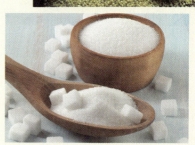

# 六 祛风除湿：黑豆

乌豆、黑大豆、稽豆、马料豆

黑豆素有"豆中之王"的美誉，蛋白质含量极高，甚至可以与肉类相媲美，是素食者补充蛋白质的理想选择。黑豆可以被煮成黑豆汤、黑豆粥，也可以与其他食材一起炖煮，不仅口感醇厚，而且营养丰富。

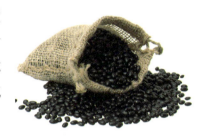

## 性味归经 02

性平，味甘。归心、肝、肾经。

## 功效 03

黑豆具有祛风除湿、调和脾胃、活血解毒、利尿明目、养颜美容的功效。适量食用黑豆，不仅能够改善身体健康状况、增强机体免疫力，还能够预防便秘。

## 选购保存 04

选购时，优选豆粒完整、颜色乌黑的黑豆。避免选择表面过于光滑、有研磨光泽者。

存储时，应将黑豆装进密封罐，放在阴凉避光处。豆类易生虫，建议尽早食用。

## 人群宜忌 05

宜 适于大部分人群，尤其是盗汗与自汗、夜间遗尿的儿童，妊娠腰痛、白带频多、产后中风的女性，肾虚耳聋的老人，体虚、脾虚水肿、腰膝酸软、四肢麻痹及热病后出汗的人群。

忌 痛风、肾病患者，消化不良者，以及热性体质者尽量少食。

# 黑豆莲藕鸡汤

**功效：** 滋阴补虚。

**食材：** 母鸡 1 只，黑豆 15 克，莲藕块 500 克，红枣 12 克，盐、味精、白胡椒、大葱、姜片、料酒各适量。

**做法：**

1. 将黑豆炒至豆衣开裂，备用。

2. 锅中加适量水煮沸，加入母鸡、黑豆、莲藕块、红枣、大葱和姜片。

3. 以中火炖煮约 3 小时，加适量盐和其他调料调味即可。

**温馨提示：** 此汤有滋阴补虚之效，适合体质虚弱、气血不足的人群。

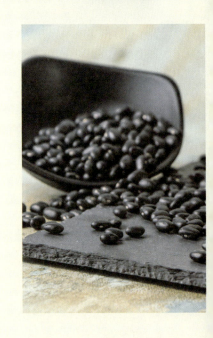

# 滋补黑豆粥

**功效：** 健脾益肾。

**食材：** 山药 100 克，黑豆、糯米、黑米各 30 克，粳米 50 克，枸杞 10 粒，胡萝卜半个。

**做法：**

1. 洗净食材，黑豆清水浸泡 3 小时，山药去皮切块。

2. 锅中加适量水，放糯米、黑米、粳米，大火煮开。

3. 加入黑豆、山药、胡萝卜，小火煮 30 分钟，最后加枸杞煮 2 分钟即可。

**温馨提示：** 此粥具有健脾益肾、固精止带的功效，能够增强肾脏功能，改善脾胃虚弱的症状。

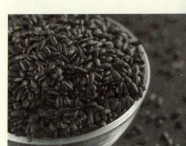

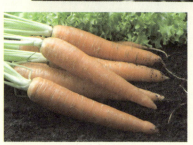

# 七 清热消暑：绿豆

**青小豆**

绿豆是我国的传统豆类食物，不但具有良好的食用价值，还具有非常好的药用价值，有"济世之良谷"之称。它做成绿豆汤可清热解渴，特别适合炎炎夏日饮用。据《本草纲目》记载，绿豆的花叶与豆皮亦具药用价值。

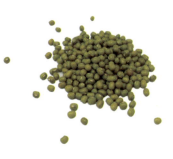

## 性味归经 02

性凉，味甘。归心、胃经。

## 功效 03

绿豆具有降压降脂、滋补强身、调和五脏、保肝解毒、清热消暑、止渴利水及消肿的功效。长期饮用绿豆汤，对预防接触性中毒有显著效果。

## 选购保存 04

选购时，优选颜色鲜绿、子粒饱满均匀，破碎少，无虫，不含杂质的绿豆。

保存时，建议先将绿豆暴晒5小时以杀菌防虫，随后密封放在干燥的地方。

## 人群宜忌 05

**宜** 适于大部分人群，尤其是疮疖痈肿、丹毒等热毒所致的皮肤感染、高血压、水肿、红眼病等病症患者。

**忌** 脾胃虚寒、肾气不足、易泻者，体质虚弱和正在吃中药的人尽量少食。

# 绿豆汤

**功效：** 消暑止渴。

**食材：** 绿豆 100 克，冰糖适量。

**做法：**

1. 洗净食材，绿豆用温水浸泡 1 小时捞出。
2. 锅中加适量水，放入绿豆煮 30 分钟。
3. 加冰糖煮至溶化，拌匀即可。

**温馨提示：** 绿豆汤，能有效清除体内积热，缓解因高温引起的烦躁与口渴。脾胃虚寒者需适量食用，避免消化不良。

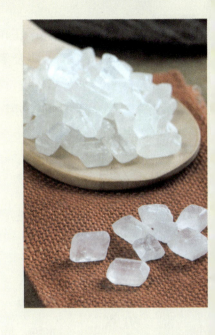

# 绿豆甘草饮

**功效：** 清热解毒。

**食材：** 绿豆 100 克，甘草 20 克。

**做法：**

1. 洗净食材，绿豆用温水浸泡 1 小时捞出。
2. 锅中加适量水，放入绿豆和甘草，煮至沸腾。
3. 待食材熟透后即可饮用。

**温馨提示：** 此饮具有解毒、消暑、止渴的功效。

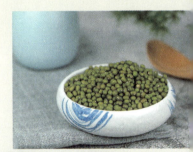

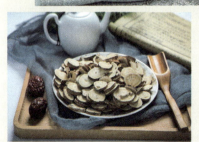

# 八 利水渗湿：薏米

六谷米、药玉米、薏苡仁、菩提珠

薏米的颜色多呈白色或淡黄色，富含膳食纤维、蛋白质，以及多种维生素和矿物质，尤其 B 族维生素、铁、钙、镁和硒等营养成分丰富，是一种低热量、高饱腹感的养生保健佳品。

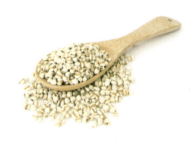

## 性味归经

性凉，味甘、淡。归脾、胃、肺经。

## 功效

薏米具有利水渗湿的功效，常用于治疗脾虚湿盛引起的水肿、腹胀、脚气浮肿、小便不利等症状。同时，薏米还有健脾止泻、除痹排脓、抗癌、解热、镇静镇痛及抑制骨骼肌收缩等作用。

## 选购保存

选购时，优选粒大饱满、色泽洁白且完整的薏米。用手轻轻搓薏米，质地坚韧且细腻者为佳。

薏米应密封保存在干燥、通风、阴凉的环境，避免阳光直射和潮湿环境。在保存前需筛除杂质，以防虫蛀霉变。

## 人群宜忌

宜 适于大部分人群，尤其是泄泻、水肿、湿痹、风湿性关节痛、肠痈、肺痈、阑尾炎、淋浊、尿路感染、白带过多及癌症等患者。

忌 消化功能受损者、体质虚寒者尽量少食。

# 山药薏米红豆粥

**功效：** 消水肿、促排毒。

**食材：** 红豆 100 克，薏米 200 克，
山药 1 根，粳米 1 把，冰糖适量。

**做法：**

1. 洗净食材，红豆、薏米用温水浸泡 1 小时，山药去皮切小块。

2. 锅中加适量水，放入红豆、薏米、山药、粳米，小火煮 30 分钟。

3. 待食材熟透，加入冰糖煮 2 分钟，拌匀即可。

**温馨提示：** 此粥可以消除水肿，还能促进肠道蠕动，帮助体内废物和毒素排出。

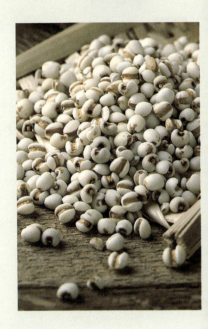

# 佛手瓜薏米鸭汤

**功效：** 健脾养胃。

**食材：** 青头鸭 750 克，佛手瓜 2 只，胡萝卜 1
根，薏米 150 克，姜、葱、盐各适量。

**做法：**

1. 洗净食材，将佛手瓜、胡萝卜去皮切小块。

2. 鸭肉切块，放入沸水，加姜葱焯水去腥捞出。

3. 锅中加适量水，放入薏米，大火煮开后继续煮 30 分钟。

4. 放入鸭肉煲 1 小时，加佛手瓜和胡萝卜，继续煲 30 分钟至熟，加盐调味即可。

**温馨提示：** 薏米健脾止泻，鸭肉滋阴养胃、利水消肿，两者搭配佛手瓜食用，能够进一步增强健脾效果。

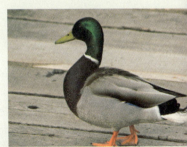

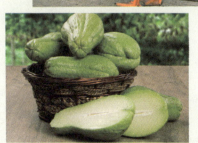

# 九 开胃健脾: 玉米

玉米成熟后呈金黄色或白色，富含蛋白质、糖类、多种维生素、微量元素及纤维素。它既可以直接蒸煮或烤制作为零食，也可以加工成玉米粉、玉米油、玉米片等多种食品原料，用于制作面包、糕点、饮料等。

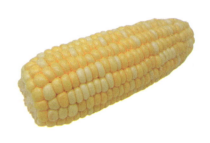

## 性味归经

性平，味甘。归脾、肺经。

## 功效

玉米具有开胃益智、宁心活血、调理中气的功效，并能有效降低血脂，延缓衰老过程，预防脑功能退化，增强记忆力。玉米中含有的谷胱甘肽作为特殊抗癌物质，能在体内与多种致癌物结合，使其失去致癌性。

## 选购保存

购买时，优选整齐饱满、无缝隙、色泽金黄且表面光亮的玉米。

保存玉米时，先去除外皮及毛须，彻底洗净并擦干水分，随后用保鲜膜紧密包裹，置于冰箱冷藏室保存。也可将鲜玉米蒸煮至熟后，用保鲜膜或保鲜袋紧密包裹，放入冷冻室保存，食用时只需取出加热即可。

## 人群宜忌

宜 适于大部分人群，尤其是水肿、脚气病、小便不利、腹泻、动脉粥样硬化、冠心病、习惯性流产、不育症等患者。

忌 糖尿病、痛风患者尽量少食。

# 玉米须山楂茶

**功效：** 降脂减肥。

**食材：** 玉米须、山楂各 50 克，蜂蜜适量。

**做法：**

1. 洗净食材，将山楂和玉米须放入锅中，加适量清水。

2. 大火煮开后转小火煮 10 分钟。

3. 加入适量蜂蜜拌匀即可。

**温馨提示：** 玉米须和山楂制茶饮用，不仅有降脂减肥的功效，还能补益脾胃。

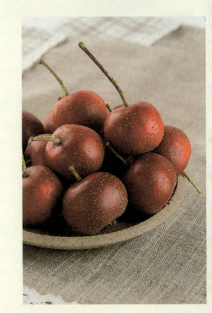

# 松子玉米

**功效：** 抗氧化。

**食材：** 松子 100 克，玉米 250 克，牛奶 45 毫升，青、红椒各 1 个，山药 50 克，葱末、盐、白糖各适量。

**做法：**

1. 洗净食材，玉米取粒，青红椒切片，山药去皮切块。

2. 将松子、玉米粒、青红椒片、山药块放入锅中翻炒。

3. 加入适量盐和白糖调味，翻炒片刻加牛奶。

4. 收汁前加入葱末，拌匀出锅即可。

**温馨提示：** 松子和玉米是强效的抗氧化剂，具有维护身体机能、延缓衰老的作用。

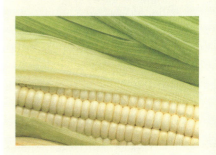

# 十 补虚益气：红薯

番薯、甘薯、山芋、白薯、甜薯

红薯外皮颜色多样，包括红色、橙色、黄色甚至紫色，而内部肉质则多为黄色、橙色或白色，质地柔软，口感甜美。它可以直接烤制或蒸煮，也可以加工成红薯泥、红薯粉、红薯干等食品。

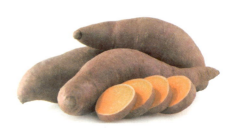

## 性味归经 02

性平，味甘。归脾、胃经。

## 功效 03

红薯具有补虚益气、滋阴强肾的效用，能改善体质、增强身体机能。适量食用红薯还有助于促进肠道蠕动，预防便秘。此外，红薯还有保护心血管、辅助降压、美容养颜的功效。

## 选购保存 04

选购时，优选纺锤形、表面光滑无破损的红薯。发芽的红薯虽无毒，但口感不佳。

存储时，红薯与土豆应分开，以防相互影响导致变质。红薯应存放在干燥通风的环境，不推荐使用塑料袋密封保存。

## 人群宜忌 05

宜 适于大部分人群。

忌 脾胃虚弱、消化性溃疡、胃及十二指肠溃疡、胃酸过多的患者，以及糖尿病患者尽量少食。

# 红薯板栗排骨汤

**功效：** 滋阴补肾。

**食材：** 去壳栗子 400 克，红薯 400 克，排骨 2
根，红枣 4 粒，姜 2 片，盐适量。

**做法：**

1. 洗净食材，红薯切小块，排骨切段焯水捞出。

2. 锅中注入适量清水，加入排骨、姜片、栗子、
红薯和红枣炖煮 1 小时。

3. 煮至食材全熟，加适量盐调味即可。

**温馨提示：** 此汤具有滋阴补肾的功效，特别适
合体质虚弱、需要进补的人群。长期饮用此汤品，
还有助于改善便秘问题。

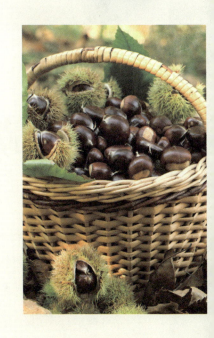

# 红薯红枣甜粥

**功效：** 补气养胎。

**食材：** 红枣 6 颗，红薯 1 个，粳米 50 克，玉米
碎、麦芽糖各适量。

**做法：**

1. 洗净食材，红薯去皮切块。

2. 将粳米、红薯、红枣、玉米碎放入锅中，大
火煮开。

3. 转小火煮至食材熟透，加适量麦芽糖调味。

**温馨提示：** 红枣能补血安神、益气养血，与红
薯搭配食用，能起到补气养胎的作用。

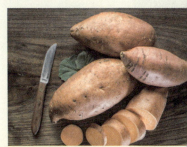

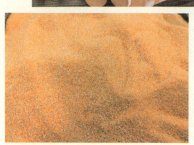

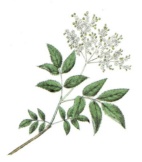

# 第二章
# 鲜蔬的养生妙方

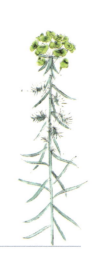

蔬菜不仅能烹制成美味佳肴，为人体供给丰富的营养，维持人体日常生命活动，还具备诸多药用价值，能够针对身体出现的不适症状进行自然调理。例如，冬瓜的利尿功效能消除水肿，芹菜能有效降低血压，白萝卜能促进消化、缓解胀气问题。

赤根菜、鹦鹉菜、波斯菜、菠薐菜

## 一　滋阴平肝：菠菜

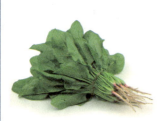

菠菜的叶片肥厚，色泽鲜绿，质地柔嫩，风味独特。它富含叶酸，多种维生素，铁、钙、镁、钾等矿物质，以及胡萝卜素、黄酮类化合物等抗氧化物质，营养价值极高，被誉为"营养模范生"。菠菜的用途非常广泛，既可以做成菠菜沙拉食用，也可以用来炒菜、做汤或制作各种烘焙食品。

**性味归经** 02

性凉，味甘、辛。归大肠、胃经。

**功效** 03

菠菜具有滋阴平肝、补血止血、润肠通便的功效，能有效预防和治疗缺铁性贫血，缓解视疲劳，预防便秘，增强免疫力。菠菜中富含叶酸，孕妇常吃有益于预防先天缺陷、促进胎儿大脑发育。此外，菠菜还能控制血糖和胆固醇水平，有利于心血管健康。平时适量增加菠菜的摄入量，还有助于降低中风的风险。

**选购保存** 04

选购时，优选叶色较绿、新鲜、无虫害的菠菜。

将菠菜用厨房用纸包起来，然后放入塑料袋中（塑料袋最好不要封口或扎几个小眼），放入冰箱冷藏，可保存一周时间。

**人群宜忌** 05

**宜** 适于大部分人群，尤其是长时间使用电脑的人群，爱美人士，糖尿病、高血压患者，便秘、贫血、坏血病患者。

**忌** 肾炎、肾结石患者及脾虚便溏者尽量少食。

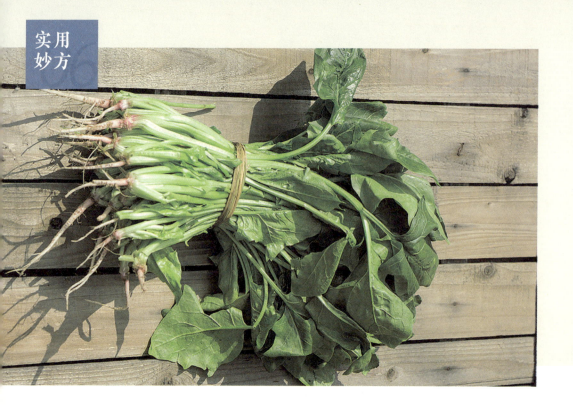

# 芝麻洋葱拌菠菜

**功效：** 美容、抗衰老。

**食材：** 菠菜 300 克，黑芝麻 10 克，洋葱 350 克，盐、香油、醋各适量。

**做法：**

1. 菠菜开水烫熟后捞出，沥干水分凉凉。

2. 小火炒香黑芝麻，下油将洋葱炒熟。

3. 将黑芝麻、洋葱放在菠菜上，加盐、香油、醋拌匀即可。

**温馨提示：** 菠菜能延缓皮肤衰老，保持皮肤弹性和光泽；芝麻中的营养成分对皮肤具有滋润和保湿作用。两者结合食用，具有美容、抗衰老的功效。

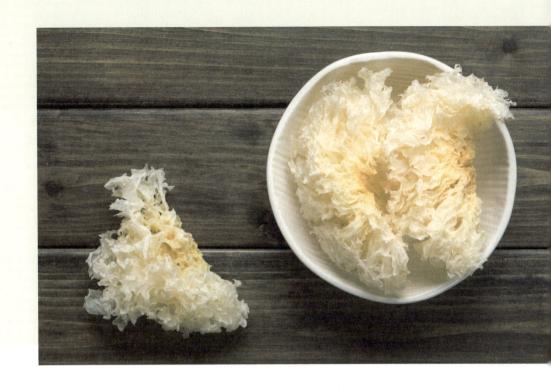

# 菠菜银耳粥

**功效：** 健胃消食。

**食材：** 银耳 15 克，菠菜、大米各 50 克，盐适量。

**做法：**

1. 洗净食材，银耳去除根部，撕成小朵。

2. 菠菜焯水后，沥干水分切碎。

3. 大米加水煮沸后，放入银耳，转小火熬粥至熟。

4. 加入菠菜碎和调料，拌匀即可。

**温馨提示：** 菠菜富含粗纤维，能有效促进肠道蠕动；银耳的营养成分能滋阴润燥，缓解胃肠道的燥热感。两者搭配做成粥，可以增强健胃消食的功效。

# 二 利尿通便：白菜

白菜茎部粗壮，富含水分，口感脆嫩，味道清淡而略带甘甜，是制作各种菜肴的理想原料。白菜含有丰富的维生素 C、维生素 K、膳食纤维，以及多种矿物质如钾、钙等，这些成分对人体健康大有裨益。

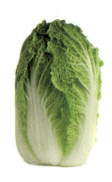

**大白菜、黄芽菜、黄矮菜、菘**

## 性味归经 02

性平，味甘。归肠、胃经。

## 功效 03

白菜具有清热解毒、利尿通便的功效，其中的某些成分还能通利肠胃、止咳化痰。长期食用白菜能增强身体免疫力，降低胆固醇，促进伤口愈合，预防牙龈出血。此外，白菜还能辅助降低血压，预防心血管疾病。

## 选购保存 04

选购白菜时，优选包裹紧实、外观新鲜且无虫害的白菜。

白菜在冬季可放入地窖中保存。常温下，可将白菜放在通风良好的阴凉处，或用塑料袋包裹，置于冰箱冷藏室中储存。

## 人群宜忌 05

**宜** 适于大部分人群，尤其是脾胃气虚、大小便不利、维生素缺乏者。

**忌** 胃寒、腹泻者尽量少食。

# 腰果葱油白菜心

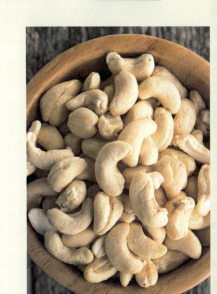

**功效：** 清热除烦。

**食材：** 白菜半棵，腰果 1 把，葱、芝麻油、
水淀粉、食盐、蚝油、白糖各适量。

**做法：**

1. 洗净食材，白菜切段，葱切丝。

2. 腰果炸至微黄色捞出备用；葱丝小火煸出葱
油，捞出葱丝。

3. 放入白菜，用中火炒至熟软，加入食盐、蚝油、
白糖调味。

4. 淋入水淀粉勾成薄芡，加芝麻油，表面点缀
腰果即可。

*温馨提示：白菜清热解毒，腰果治疗心烦口渴，
两者同食，可以进一步加强清热除烦的功效。*

# 红糖白菜根汤

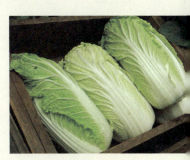

**功效：** 发散风寒。

**食材：** 白菜根 300 克，生姜 3 片，红糖 60 克。

**做法：**

1. 洗净食材，白菜根切小段。

2. 将白菜根、生姜、红糖放入锅中，加适量水
煮至食材熟透，关火盛出即可。

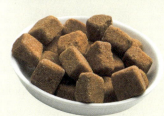

*温馨提示：白菜根与生姜均具有发散风寒的作
用，能够缓解因外感风寒引起的恶寒、发热、
头痛、无汗等症状。*

# 三 降压降脂：芹菜

芹菜的茎部可嫩食或榨汁，叶子部分适合用来熬汤。整体风味清香，略带苦味，是许多菜肴中的重要配料。芹菜的营养价值丰富，含蛋白质、甘露醇、植物纤维、丰富的维生素，以及铁、锌、钙等矿物质。

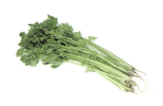

## 性味归经

性凉，味甘、辛。归肺、胃经。

## 功效

芹菜具有降压降脂、利尿消肿、凉血止血的功效，还能清除热毒，缓解因热毒引起的烦躁情绪，对于经常感到燥热、口渴的人群尤为适宜。适量食用芹菜，还可以调和肝脏，减少因肝火过旺而引起的不适。

## 选购保存

选购时，优选色泽鲜绿，叶柄厚实、茎部微圆、茎秆内侧稍内凹的芹菜。

保存时，用保鲜膜紧密包裹茎叶，根部向下直插水中，水位需覆盖根部约5厘米。此法可保鲜一周，芹菜鲜嫩如初。

## 人群宜忌

**宜** 适于大部分人群，尤其是高血压、动脉硬化患者，缺铁性贫血者及经期妇女。

**忌** 脾胃虚寒者、肠滑不固者尽量少食。

# 芹菜香菇小米粥

**功效：** 增强免疫力。

**食材：** 香菇、芹菜各 20 克，小米 30 克。

**做法：**

1. 洗净食材，芹菜去叶切段，香菇去蒂切丁。

2. 锅中注适量清水，倒入小米，大火烧开后转中火，煮至小米粒涨开。

3. 加香菇，转小火熬煮，直至小米煮烂，放入芹菜煮开即可。

**温馨提示：** 此粥有助于增强体质、提高免疫力、促进消化和代谢。长期食用，对于改善亚健康状态、预防疾病具有积极作用。

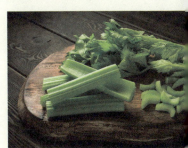

# 芹菜西红柿汁

**功效：** 降低血压。

**食材：** 芹菜 200 克，西红柿 1 个，蜂蜜适量。

**做法：**

1. 洗净食材，西红柿去皮切丁，芹菜去叶切段。

2. 将西红柿、芹菜放入榨汁机，加适量水榨汁。

3. 加适量蜂蜜拌匀，装入杯中即可。

**温馨提示：** 此汁有助于促进消化、降低血压、改善血液循环。

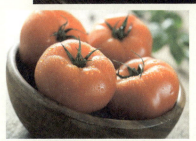

# 四 温肾助阳：韭菜

韭、丰本、扁菜、懒人菜、起阳草

韭菜属百合科植物韭的叶，多年生宿根蔬菜，以种子和叶等入药。它叶片细长鲜绿，茎部白嫩多汁，味道辛香，口感鲜嫩，是中式料理中不可或缺的调味菜与配菜之一，尤其在北方地区，更是深受人们喜爱。

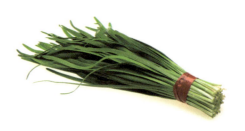

## 性味归经 02

性温，味甘、辛。归肝、肾经。

## 功效 03

韭菜有温肾助阳、健胃行气的功效，常食可滋养肝脏，强化脾胃功能。其含有的独特的含硫化合物，不仅有助于降低血脂、扩张血管，对心脑血管疾病及高血压也有显著的辅助疗效。它还能激活黑色素细胞，促进毛囊黑色素生成，让秀发更加乌黑亮丽。

## 选购保存 04

韭菜四季都有，冬春季的韭菜叶菲薄柔软，夏季的韭菜叶厚实坚韧。选购时，优选光泽鲜亮、叶片挺立不垂、结实水嫩的韭菜。

买回来的韭菜，洗净切段并沥干水分，装入密封塑料袋，冷藏于冰箱，一般能保鲜1~2周。

## 人群宜忌 05

宜 适于大部分人群，尤其是夜盲症、干眼症患者，体质虚寒、皮肤粗糙、便秘、痔疮患者。

忌 消化不良、肠胃功能较弱者，胃病患者尽量少食。

# 韭菜鲜虾粥

**功效：** 温肾壮阳。

**食材：** 粳米 100 克，韭菜 50 克，鲜虾 10 只，
盐适量。

**做法：**

1. 洗净食材，虾去除虾线、壳和头，韭菜切段。

2. 锅中注适量清水，倒入粳米，煮至其开花。

3. 加虾仁续煮 5 分钟，放入韭菜段，加适量盐
调味即可。

**温馨提示：** 韭菜具有补肾壮阳的功效。与虾仁
搭配食用，更能强化温肾壮阳的效果。

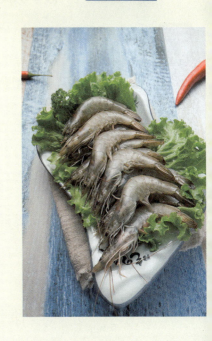

# 韭菜猪血粥

**功效：** 防治心血管疾病。

**食材：** 大米 200 克，猪血 150 克，韭菜 100 克，
葱花、盐各适量。

**做法：**

1. 洗净食材，韭菜切段，猪血切块焯水去腥。

2. 锅中注适量清水，倒入大米，煮沸后加入猪
血和韭菜。

3. 煮至食材熟透，加盐调味，撒上葱花即可。

**温馨提示：** 此粥有助于降低胆固醇水平，减少
心血管疾病的风险，维护心脏健康。

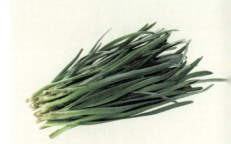

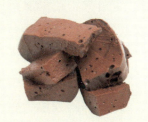

# 五 防癌抗癌：西蓝花

花椰菜、青花菜

西蓝花不仅味道鲜美、质地脆嫩，而且营养丰富，特别是维生素 C 含量极高，远超许多常见水果和蔬菜，被誉为"蔬菜之王"。其烹饪方式多样，可清蒸、炒食、烤制或制成沙拉。

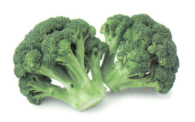

## 性味归经 02

性凉，味甘。归肾、脾、胃经。

## 功效 03

西蓝花具有防癌抗癌、润肠通便、养肝护肝、美容养颜、保护视力、增强免疫力的功效。适量食用西蓝花还可以补充身体所需钙质，有助于强化骨骼，降低骨质疏松发生的风险。

## 选购保存 04

选购西蓝花时，优选颜色浓绿鲜亮，花蕾紧实且表面平滑无凹凸，整体饱满有隆起感，软硬适中者。

保存时，可用干净的厨房用纸或保鲜膜包裹后放入冰箱冷藏室保存。

## 人群宜忌 05

**宜** 适于大部分人群，尤其是口干口渴、消化不良、食欲不振、大便干结者，癌症患者，肥胖者，体内缺乏维生素 K 者。

**忌** 尿路结石、脾胃虚寒者应尽量少食，对西蓝花过敏的人群避免食用。

# 双色花菜杂汤

**功效：** 排毒减脂。

**食材：** 西蓝花、花椰菜各 200 克，土豆、胡萝卜各 50 克，瘦肉 150 克，盐适量。

**做法：**

1. 洗净食材，土豆、胡萝卜去皮切块，瘦肉切薄片，西蓝花、花椰菜切块焯水捞出。
2. 锅中注适量油，放入土豆、胡萝卜、瘦肉爆炒。
3. 加水煮至熟软，放入西兰花、花椰菜续煮 3 分钟，加盐调味即可。

**温馨提示：** 此汤整体热量低，不仅味道鲜美、营养均衡，还富含膳食纤维和维生素，有助于控制食欲和排毒减脂。

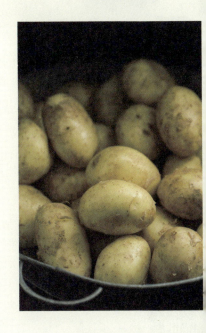

# 西蓝花芹菜汁

**功效：** 可用于产后恢复。

**食材：** 西蓝花、芹菜各 50 克，苹果 100 克，白糖适量。

**做法：**

1. 洗净食材，西蓝花切块焯水，芹菜去叶切段，苹果取果肉切块。
2. 将西蓝花、芹菜、苹果放入榨汁机，加适量水榨汁。
3. 加适量白糖拌匀即可。

**温馨提示：** 西蓝花和芹菜中都含有一定量的铁质，对于产后女性预防贫血有一定的帮助。此外，该蔬果汁还富含维生素和膳食纤维，有助于补充营养、促进新陈代谢，对产后恢复有积极作用。

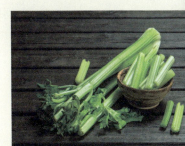

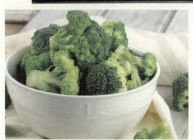

# 六 清暑凉血：丝瓜

布瓜、绵瓜、絮瓜、天丝瓜、倒阳菜

丝瓜得名于其成熟后内部瓤子形成的网状细丝。其富含皂苷与黏液，营养价值高，干燥后有清洁器皿的功用，故亦称"洗锅罗瓜"。丝瓜的果实呈圆柱状，表面平滑或有细皱纹，肉质柔软多汁，味道清甜，带有一种独特的清香。

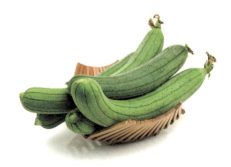

### 性味归经 02

性凉，味甘。归肝、胃经。

### 功效 03

丝瓜具有清暑凉血、解毒通便、祛风化痰、润肌美容、通经络、行血脉的功效，对女性尤为友好，能下乳汁、调理月经不调。它还能辅助治疗热病烦渴、痰喘咳嗽、肠风痔漏、崩漏带下、血淋、痔疮痈肿及产妇乳汁不足等症。

### 选购保存 04

挑选时，优选颜色嫩绿至翠绿、均匀无斑、无暗淡之色的丝瓜。轻握丝瓜，软硬适中、散发自然清香者为佳。

丝瓜用塑料袋封装后，冷藏于4~8℃环境，可保鲜3~5天；切段后真空包装，有效延长保鲜期至1~2周。

### 人群宜忌 05

宜 适于大部分人群，尤其是月经不调者，身体疲乏、痰喘咳嗽者，产后乳汁不通的妇女。

忌 体虚内寒、腹泻者尽量少食。

# 丝瓜瘦肉汤

**功效：** 滋补养颜。

**食材：** 丝瓜 150 克，瘦肉 100 克，胡萝卜半根，盐适量。

**做法：**

1. 洗净食材，丝瓜、胡萝卜去皮切片，瘦肉切薄片。

2. 锅中加适量水煮沸，放入丝瓜、胡萝卜、瘦肉。

3. 大火煮开后，转小火续煮 5 分钟，加适量盐调味即可。

**温馨提示：** 此汤有助于抗氧化、美白皮肤、延缓衰老，同时丝瓜中的丝瓜多糖还具有保湿、滋润肌肤的作用。

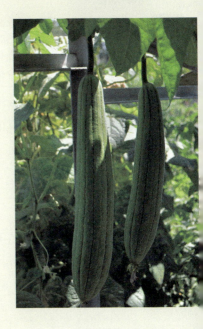

# 丝瓜排骨粥

**功效：** 补钙强骨。

**食材：** 丝瓜、排骨各 150 克，大米 50 克，香油少许。

**做法：**

1. 洗净食材，丝瓜去皮切片，排骨切段焯水捞出。

2. 锅中注适量水，加排骨煲煮 1 小时，再加大米续煮 20 分钟。

3. 放入丝瓜，继续炖煮 10 分钟，淋入香油即可。

**温馨提示：** 长期食用丝瓜排骨粥有助于增强骨骼健康，预防骨质疏松。

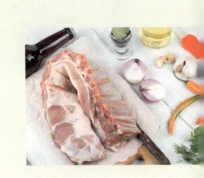

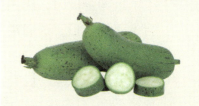

# 七 清热解毒：苦瓜

**凉瓜、癞瓜**

苦瓜的苦味主要来源于其含有的苦瓜素和多种生物碱，这些成分赋予了苦瓜独特的药用价值和健康功用。苦瓜虽苦，但通过适当的烹饪方法，如焯水、腌制或与其他食材搭配，可以巧妙地平衡其苦味。

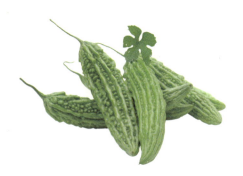

## 性味归经 02

性寒，味苦。归心、肝、脾、胃经。

## 功效 03

苦瓜具有清暑除烦、清热解毒、明目降糖、补肾健脾、益气壮阳及增强免疫力的功效，可以缓解痢疾、疮肿、热病、眼结膜炎、小便短赤等症状，还能促进伤口愈合。长期适量食用苦瓜，有助于保持皮肤细腻光滑。

## 选购保存 04

选购苦瓜时，优先选择果瘤大且饱满的苦瓜，这通常意味着瓜肉更厚实。

苦瓜洗净擦干后套保鲜膜放入冰箱冷藏，可保鲜1~2周，防挤压。

## 人群宜忌 05

**宜** 适于大部分人群食用，尤其是体内有热毒者，糖尿病、癌症患者，以及受痱子困扰的人群。

**忌** 脾胃虚寒者尽量少食。

# 苦瓜绿茶饮

**功效：** 降火消暑。

**食材：** 苦瓜 1 根，绿茶适量。

**做法：**

1. 洗净食材，苦瓜切开顶端，去瓤去籽。

2. 往苦瓜中塞入绿茶叶，挂通风处阴干。

3. 用时取适量切碎，每次取 10 克，以开水冲泡，闷 30 分钟即可。

*温馨提示：苦瓜、绿茶两者结合，可发挥降火消暑的功效。经常饮用苦瓜绿茶饮，还有助于减肥瘦身。*

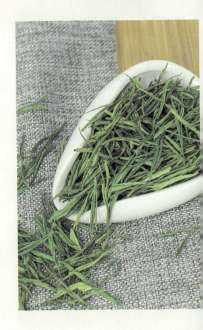

# 苦瓜绿豆豆浆

**功效：** 祛湿止痒。

**食材：** 绿豆、苦瓜各 50 克，冰糖适量。

**做法：**

1. 洗净食材，绿豆用清水浸泡 4~6 小时，苦瓜切丁。

2. 将绿豆和苦瓜放入豆浆机，加适量水，打成浆汁。滤去残渣，加适量冰糖调味即可。

*温馨提示：绿豆能缓解因湿气过重引起的皮肤瘙痒等问题，搭配苦瓜食用，共同发挥祛湿止痒的功效。*

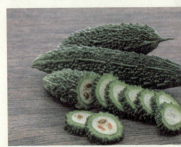

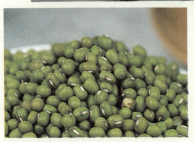

# 八  除湿利尿：黄瓜

黄瓜富含维生素 C、维生素 K、钾等营养成分，同时含有一种名为黄瓜酶的生物活性物质，营养价值高。黄瓜可以直接生吃，也可以切片、切块或切丝后凉拌、炒食或煮汤，还可以用来制作面膜、眼膜等美容产品。

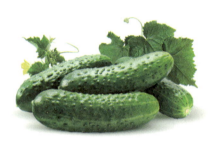

## 性味归经

性凉，味甘。归肺、胃、大肠经。

## 功效

黄瓜具有清热解毒、生津止渴、美容养颜、延缓衰老、除湿利尿、预防便秘、辅助减肥的作用。糖尿病患者适量食用黄瓜，还能平稳血糖。

## 选购保存

选购时，优选色泽亮丽、外形带刺状凸起且顶端附有新鲜黄花的黄瓜。

保存时，先拭去表面水分，再密封入保鲜袋中，冷藏存放即可。

## 人群宜忌

宜 适于大部分人群，尤其是热病患者，肥胖、高血压、高血脂、水肿、癌症、嗜酒者，以及糖尿病患者。

忌 脾胃虚弱、胃寒、腹痛腹泻、肺寒咳嗽者尽量少食。

# 黄瓜水

**功效：** 消除水肿。

**食材：** 黄瓜 1 根。

**做法：**

1. 洗净食材，黄瓜切小块。

2. 放入锅中加适量水煮烂。

3. 空腹的时候一次性吃完。

**温馨提示：** 黄瓜中含有丰富的钾元素，能促进体内多余水分的排出，有效缓解水肿症状。

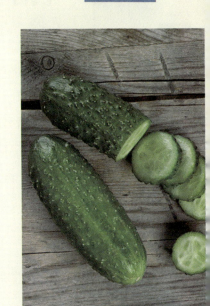

# 黄瓜土豆饼

**功效：** 补充能量和营养。

**食材：** 土豆 250 克，黄瓜 200 克，小麦面粉 150 克，盐、鸡粉各适量。

**做法：**

1. 洗净食材，黄瓜、土豆切成丝。

2. 将面粉、土豆丝、黄瓜丝和水搅拌成面糊，加调料调味。

3. 热锅热油，将面糊烙在锅上，煎至两面金黄色即可。

**温馨提示：** 土豆能快速为身体提供能量，黄瓜则富含多种营养物质，有助于促进新陈代谢，维护身体健康。

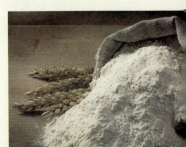

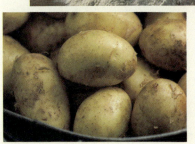

# 九 利水消肿：冬瓜

冬瓜的肉质厚实，口感清淡而略带甜味，营养价值高。冬瓜的用途多样，可以切片煮汤，也可以炒食或凉拌，还可以加工成冬瓜糖、冬瓜茶等食品，深受人们喜爱。

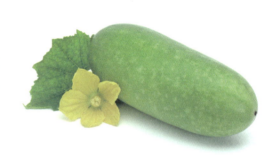

## 性味归经

性凉，味甘。归肺、大肠、小肠、膀胱经。

## 功效

冬瓜能清热解毒、利水消肿，有效减少体内脂肪，助力减肥。常食冬瓜能美容养颜，使皮肤光洁。此外，对于慢性支气管炎、肠炎、肺炎等感染性疾病，冬瓜也展现出一定的辅助治疗作用。

## 选购保存

挑选时，用手指掐一下冬瓜，皮较硬，瓜肉坚实、紧密，瓜籽饱满、成熟的口感较好。

买回来的冬瓜如果吃不完，可用大块保鲜膜紧密贴合切面，冷藏保存，可维持3~5天新鲜。

## 人群宜忌

**宜** 适于大部分人群，尤其是心烦气躁、口干烦渴、小便不利者。

**忌** 脾胃虚弱、肾脏虚寒、久病滑泄、阳虚肢冷者尽量少食。

# 冬瓜汤

**功效：** 清热消暑。

**食材：** 冬瓜 250 克，排骨 120 克，姜片、
葱花各适量。

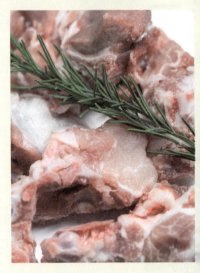

**做法：**

1. 冬瓜去皮切块，排骨切段焯水捞出。

2. 将冬瓜和排骨放入锅中炖煮，加入葱花、姜片。

3. 炖至排骨熟透，冬瓜软烂即可。

**温馨提示：** 此汤具有清热解暑、利尿消肿、降
脂减肥的功效，特别适合夏季食用。

# 冬瓜薏米糖水

**功效：** 健脾除湿。

**食材：** 冬瓜 1 块，薏米 50 克，红枣 2 颗，
冰糖适量。

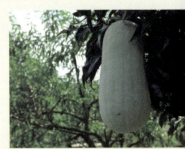

**做法：**

1. 洗净食材，薏米浸泡至软，冬瓜去皮切块。

2. 锅中加适量水，放入薏米，烧开后转小火煮
10 分钟。加入冬瓜块、红枣，续煮至食材熟透，
加冰糖调味即可。

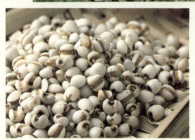

**温馨提示：** 薏米与冬瓜搭配食用，能够增强体
内湿气的排出，改善身体水肿现象。

# 十 润肺益气：南瓜

麦瓜、番瓜、倭瓜、金冬瓜

南瓜有圆形、扁圆形、长圆形等多种形状，外皮颜色也因品种而异，常见的有黄色、橙色、绿色及带有斑纹的品种。其肉质细腻，口感甘甜，既可煮食、蒸食，也可炖汤、煮粥，还能制作成各种美味的甜点、糕点，如南瓜饼、南瓜派等。

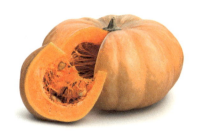

## 性味归经 02

性温，味甘。归脾、胃经。

## 功效 03

南瓜具有润肺补气、美容养颜、化痰止咳、消炎镇痛的功效，能辅助降低血糖、血压水平，还能驱虫解毒、缓解气喘症状。南瓜富含 β - 胡萝卜素，这种物质在体内可转化为维生素 A，对眼睛具有保护作用，可以预防夜盲症等眼部疾病。

## 选购保存 04

在选购南瓜时，优选外形完整无损，特别是瓜梗蒂仍然与瓜体相连的。

对于已经切开的南瓜，建议先去除南瓜籽，随后将其妥善装入保鲜袋中，并放置于冰箱冷藏室内进行保存，以保持其新鲜度和口感。

## 人群宜忌 05

宜 适于大部分人群，尤其是前列腺肥大、痢疾、蛔虫病、烫灼伤等患者，以及脾胃虚弱者、营养不良者、肥胖者、便秘者及中老年人。

忌 脚气、黄疸、时病疳症、下痢胀满、气滞湿阻等病症患者尽量少食，糖尿病患者应根据自身血糖控制情况适量食用。

# 百合蒸南瓜

**功效：** 润燥宁心。

**食材：** 南瓜 200 克，鲜百合 70 克，冰糖 30 克。

**做法：**

1. 洗净食材，南瓜去皮切块。
2. 将南瓜整齐摆入盘中，并摆入冰糖、百合。
3. 置于锅中蒸至熟软，取出食用即可。

**温馨提示：** 百合具有润肺清心、安神除烦的功效，与南瓜搭配食用，可充分发挥出清热宁心、润燥养生的效果。

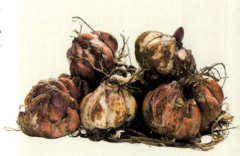

# 南瓜小米粥

**功效：** 健脾养胃。

**食材：** 南瓜 100 克，小米 100 克，葱花适量。

**做法：**

1. 洗净食材，南瓜去皮切小块。
2. 锅中加适量水，放入小米煮 30 分钟。
3. 加入南瓜续煮 15 分钟，至粥稠、南瓜软烂即可。

**温馨提示：** 小米和南瓜均具有健脾益胃的功效，两者搭配食用，效果更佳，尤其适合脾胃虚弱、消化不良的人群。

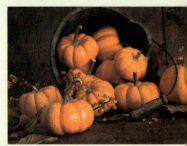

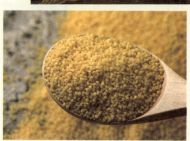

# 十一 消食下气：白萝卜

俗话说"冬吃萝卜夏食姜，不劳医生开药方"，由此可见白萝卜具有很高的药用价值。白萝卜生食可以增加食欲；熟食时，则可以通过炖、煮、炒等多种烹饪方式，与各种食材搭配出丰富的口感和营养。

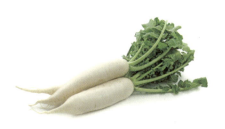

## 性味归经 02

性凉，味辛、甘。归肺、胃经。

## 功效 03

白萝卜具有消食下气、清热化痰的功效，能缓解食积腹胀、咳痰失音、吐血、消渴、痢疾、头痛及排尿不畅等症状，长期食用还有助于降低血脂水平、软化血管、稳定血压，有效预防冠心病、动脉硬化及胆石症等疾病的发生。

## 选购保存 04

购买时，应挑选个体大小均匀、表皮光滑无瑕疵的白萝卜。

为保持白萝卜的新鲜度，建议带泥存放，这样能在一定程度上延长保鲜期。若室内温度不高，可将白萝卜置于阴凉且通风良好的地方。

## 人群宜忌 05

**宜** 适于大部分人群，尤其是头屑多、头皮痒者，咳嗽、鼻出血者。

**忌** 阴盛偏寒体质者，脾胃虚寒者，胃及十二指肠溃疡者，慢性胃炎者，先兆流产、子宫脱垂者尽量少食。

# 白萝卜丝烧带鱼

**功效：** 调理高血脂。

**食材：** 带鱼 250 克，白萝卜 100 克，黄酒、
糖、葱、盐各适量。

**做法：**

1. 洗净食材，带鱼切段加调料腌制，白萝卜切
丝焯水沥干。
2. 带鱼炸至金黄色，加入黄酒、糖、葱煸香。
3. 加入适量清水，放入白萝卜丝煮沸，加盐调
味即可。

**温馨提示：** 带鱼对心血管系统具有显著的保护
作用，搭配白萝卜食用，能够辅助降低血脂，
预防心血管疾病的发生。

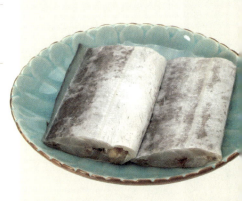

# 白萝卜红枣甘草汤

**功效：** 补血安神。

**食材：** 白萝卜 50 克，排骨 250 克，红枣 10 枚，
甘草 5 克，盐适量。

**做法：**

1. 洗净食材，白萝卜切块，排骨切段焯水去腥。
2. 锅中加适量水，放入排骨、白萝卜煮 1 小时。
3. 加入甘草、红枣续煮 10 分钟，以适量盐调味
即可。

**温馨提示：** 此汤能有效补益气血，安神定志，
特别适合心烦失眠、心悸气短的人群。

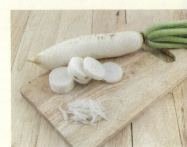

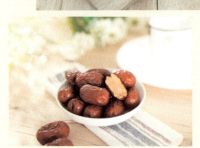

# 十二　补肝明目：胡萝卜

红萝卜、金笋、丁香萝卜

自古以来，胡萝卜就被誉为"小人参"，不仅因其形态略似人参，更因其营养价值高。值得注意的是，胡萝卜中的 β - 胡萝卜素藏在由纤维素构成的细胞壁之内，无法通过生食被吸收利用，需要加热煮熟食用。

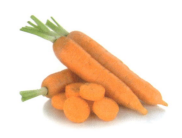

## 性味归经 02

性平，味甘。归肺、脾、胃经。

## 功效 03

胡萝卜有健脾和胃、补肝明目的功效，能改善视力与肝脏功能。胡萝卜还具有清热解毒、润肠通便的作用，能够帮助清除体内热毒，缓解肠胃不适、便秘等消化系统问题。经常食用胡萝卜，还能预防并治疗夜盲症。

## 选购保存 04

购买时，优选根部粗壮、质地脆嫩且外形完好无损的胡萝卜。表面有自然光泽，手感沉甸甸的胡萝卜，往往更为新鲜。

胡萝卜洗净沥干，放入保鲜袋密封冷藏，可保鲜 3~5 天。若将其切片后焯水，再用冷水冲凉沥干，放入密封容器冷冻，可保鲜 2~3 个月。

## 人群宜忌 05

宜 适于大部分人群，尤其是癌症、高血压、夜盲症、干眼症、营养不良、食欲不振、皮肤粗糙者。

忌 脾胃虚寒者尽量少食。

# 胡萝卜豆腐羹

**功效：**补钙明目。

**食材：**胡萝卜1根，嫩豆腐50克，鸡蛋1个。

**做法：**

1. 洗净食材，胡萝卜去皮切丝，豆腐捣碎。
2. 将胡萝卜丝和豆腐碎炒熟，加适量水煮5分钟。
3. 汤汁变少后，打入搅匀的鸡蛋液，煮熟即可。

**温馨提示：**豆腐能促进骨骼发育，胡萝卜有助于保护视网膜、预防夜盲症，两者结合食用，有补钙明目的功效。

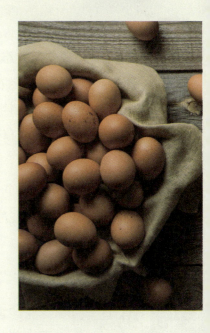

# 蜂蜜胡萝卜汁

**功效：**增强免疫力。

**食材：**胡萝卜1根，蜂蜜50克。

**做法：**

1. 洗净食材，胡萝卜去皮切小块。
2. 将胡萝卜块放入榨汁机，加适量纯净水榨汁。
3. 加入蜂蜜调味，装入杯中即可。

**温馨提示：**此汁有助于提高身体的免疫力。

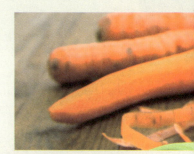

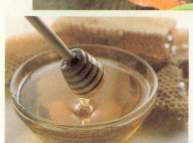

# 十三 活血化瘀：茄子

茄子外皮光滑，颜色多为深紫色，味道甘甜，富含多种维生素（如维生素C、B族维生素）、矿物质（如钾、铁）、膳食纤维和多种对人体有益的抗氧化物质，如茄红素，深受食客喜爱。

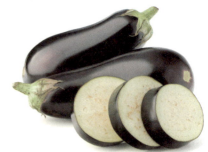

茄瓜、白茄、紫茄、昆仑瓜、落苏矮瓜

## 性味归经

性凉，味甘。归脾、胃、大肠经。

## 功效

茄子具有活血化瘀、清热消肿及通利肠胃的功效，能有效缓解肠风下血、热毒引起的疮痈及皮肤溃疡等症状。茄子还能有效预防细胞癌变，降低血液中胆固醇含量，预防动脉硬化的发生，有助于调节血压水平。

## 选购保存

购买时，优选体态匀称、老嫩适中、无瑕疵、皮薄籽少、肉厚且细嫩的茄子。

将茄子放入保鲜袋，排出多余空气后密封，放进冰箱的冷藏室中，可保存1~2周的时间。

## 人群宜忌

**宜** 适于大部分人群，尤其是发热、咯血、便秘、高血压、动脉硬化、坏血病、眼底出血、皮肤紫斑症等患者。

**忌** 虚寒腹泻、皮肤疮疡、哮喘、目疾患者尽量少食。

# 肉末蒸茄子

**功效：** 保护心血管。

**食材：** 茄子 250 克，猪肉 120 克，洋葱 20 克，料酒、蚝油、葱末各适量。

**做法：**
1. 洗净食材，猪肉剁成肉末，加洋葱碎、调料调味拌匀。
2. 将茄子切成滚刀块，中间挖空填入猪肉末。
3. 放入沸水锅中，蒸 10 分钟即可。

**温馨提示：** 此菜能防止血管硬化和破裂，有助于防治高血压、冠心病、动脉硬化等疾病。

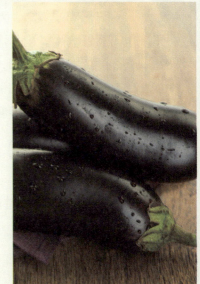

# 酱扒茄子

**功效：** 增强免疫力。

**食材：** 茄子 350 克，猪里脊肉 150 克，大葱、尖椒、食用油、甜面酱、味精、白砂糖、酱油各适量。

**做法：**
1. 洗净食材，茄子切斜块，加适量盐腌制后，挤出水分，蒸熟。
2. 将猪里脊肉、大葱、尖椒切成细丝状。
3. 肉丝炒熟，加入甜面酱、味精、白砂糖、酱油调味勾芡，淋在茄子上。
4. 撒上大葱丝和尖椒丝即可。

**温馨提示：** 此菜有助于提高身体抵抗力，增强体质。

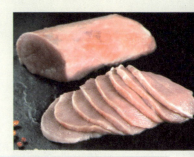

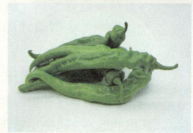

# 十四　抗癌降压: 洋葱

洋葱肉质柔嫩，汁多辣味淡，可生食，也可烹饪食用。切开洋葱时，会释放出一种强烈的挥发性硫化物，这种物质不仅赋予了洋葱特有的辛辣味和催泪效果，也是洋葱具有抗菌、抗氧化等多种健康益处的原因所在。

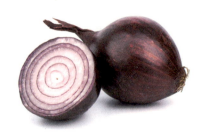

## 性味归经

性温，味甘、微辛。归肝、脾、胃经。

## 功效

洋葱具有抗癌降压、散寒暖身、强健脾胃、祛痰杀菌的功效。三高人群定期食用洋葱，能够稳定血压，降低血脂，减少血糖波动。此外，洋葱还是预防流行性感冒的得力助手，能增强身体抵抗力，使人远离流感侵扰。

## 选购保存

在挑选洋葱时，应优选球体饱满完整、无裂痕或损伤且表皮光滑细腻的个体。

保存时，建议将洋葱装入网袋中，随后悬挂在室内阴凉且通风良好的地方，以保持其新鲜度。

## 人群宜忌

宜 适于大部分人群，尤其是高血压、高血脂、动脉硬化、糖尿病、癌症、急慢性肠炎、痢疾等病症患者。

忌 皮肤瘙痒、眼疾患者，以及胃病、肺胃发炎者尽量少食。

# 洋葱炒鸡蛋

**功效：** 防癌抗癌。

**食材：** 洋葱 1 个，鸡蛋 1 个，盐、胡椒粉各适量。

**做法：**

1.洗净食材，洋葱去皮切丝，鸡蛋打入碗中搅匀。

2.将鸡蛋翻炒盛出，用余油将洋葱炒熟。

3.加入鸡蛋一起翻炒，以适量盐、胡椒粉调味即可。

*温馨提示：洋葱抗癌降压，鸡蛋提供优质蛋白质，两者结合食用，能增强身体免疫力、防癌抗癌。*

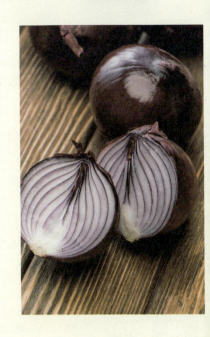

# 洋葱小米蒸排骨

**功效：** 增强体质。

**食材：** 水发小米 200 克，排骨 300 克，洋葱丝 35 克，姜丝少许。

**做法：**

1.洗净食材，洋葱去皮切丝，排骨切段。

2.将洋葱丝、排骨、小米、姜丝装进蒸碗，腌制 20 分钟。

3.放入蒸锅，大火蒸 35 分钟，至食材全熟即可。

*温馨提示：排骨补充钙质、促进骨骼健康，洋葱抗菌消炎，两者结合食用，有助于增强身体抵抗力。*

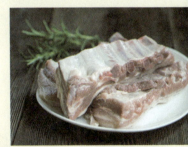

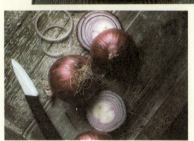

# 十五 降压止血: 番茄

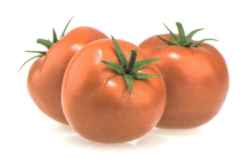

番茄色泽鲜艳，汁多肉厚，酸甜可口，营养丰富，既是蔬菜，又可作果品。其食用方式多样，可生食，或作为主料制作成菜，如番茄炒蛋、番茄沙拉，亦可做成调味料，如番茄酱、番茄汁。

**西红柿、番李子、洋柿子、毛腊果**

## 性味归经 02

性凉，味甘、酸。归肺、肝、胃经。

## 功效 03

番茄具有降压止血、美容养颜、生津止渴、健胃消食的功效。适量食用番茄能有效缓解胃热口苦、烦渴中暑等症状。番茄中的番茄红素不仅能防癌抗癌，还能够降低胆固醇水平，预防心血管疾病的发生。

## 选购保存 04

购买番茄时，优选个头大、形态饱满、色泽鲜红、果肉紧实的品种。

常温下，将番茄放置于通风良好的地方可保鲜约 3 天；而放入冰箱冷藏室，则可延长至 5~7 天。

## 人群宜忌 05

**宜** 适于大部分人群，尤其是口渴多饮、食欲不振、习惯性牙龈出血、贫血、头晕、心悸、高血压、急慢性肝炎、急慢性肾炎、夜盲症和近视眼者。

**忌** 急性肠炎、菌痢者及溃疡活动期病人尽量少食。

# 番茄牛腱汤

**功效：** 补脾健胃。

**食材：** 牛腱子 600 克，番茄 3 只，咸肉 1 小块，香葱 2 根。

**做法：**

1. 洗净食材，番茄去皮炒软，香葱切段，牛腱子切块焯水。
2. 将牛腱子炒香，咸肉两面煎黄，加入番茄和适量水。
3. 炖至牛肉熟烂后，加入香葱，收汁即可。

**温馨提示：** 此汤能补脾健胃、补益气血，适宜广大人群食用，有助于日常保健与增强体质。

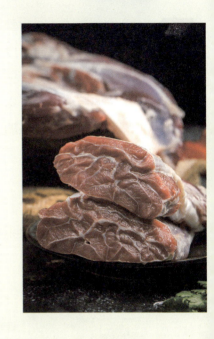

# 番茄西瓜汁

**功效：** 抗氧化。

**食材：** 大番茄 1 个，西瓜适量。

**做法：**

1. 洗净食材，番茄、西瓜切小块。
2. 将番茄、西瓜放入榨汁机，榨汁。
3. 断电后，装入杯中即可。

**温馨提示：** 番茄与西瓜均具有抗氧化作用，两者结合食用，可以进一步增强效果。

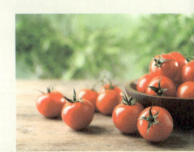

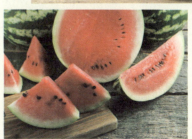

# 十六 凉血生津: 马蹄

马蹄肉质洁白如雪，口感脆甜多汁，富含多种对人体有益的成分，包括蛋白质，胡萝卜素，维生素C，钙、磷、铁等矿物质，营养价值高。它既可直接生食，也适宜于多种烹调方法，还可以加工成马蹄粉、马蹄糕等食品。

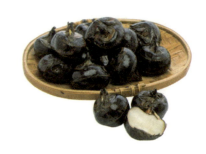

## 性味归经 02

性微凉，味甘。归肺、胃、大肠经。

## 功效 03

马蹄不仅具有清热解毒、凉血生津的功效，还能化湿祛痰、消食除胀，对黄疸、痢疾、小儿麻痹症及便秘等症状有着积极的改善作用。更为难得的是，马蹄内含一种独特的抗菌成分，可以辅助降低血压。

## 选购保存 04

在挑选时，优先选择个体较大、外皮呈深紫色且芽眼短粗的马蹄。

关于储存，不建议将马蹄直接放入塑料袋中保存，因为塑料袋可能会阻碍空气流通，影响马蹄的新鲜度。相反，将马蹄置于通风良好的竹箩筐内是更为理想的选择，有助于保持其新鲜度和口感。

## 人群宜忌 05

宜 适于大部分人群，尤其是儿童、发热病人、肺癌及食道癌患者。

忌 脾胃虚寒、血虚、血瘀者及经期女子尽量少食。

# 马蹄莲藕胡萝卜汁

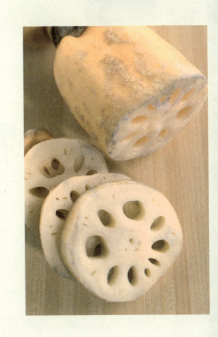

**功效：** 清热解毒。

**食材：** 马蹄 200 克，莲藕 100 克，胡萝卜 70 克。

**做法：**

1. 洗净食材，马蹄、胡萝卜去皮切块，莲藕切段。

2. 将马蹄、莲藕、胡萝卜放入锅中，加适量水，煮 30 分钟。

3. 关火，盛出汁液即可。

**温馨提示：** 此汁具有清热解毒的功效，其中的莲藕还有助于增强人体免疫力，清心安神。

# 马蹄雪梨汁

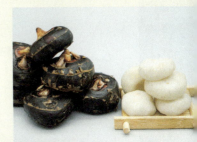

**功效：** 润肺平喘。

**食材：** 马蹄、雪梨各 100 克，冰糖 20 克。

**做法：**

1. 洗净食材，马蹄和雪梨去皮切块。

2. 将马蹄和雪梨放入锅中，加适量水及冰糖熬汁。

3. 大火煮开后转小火煮，直至食材软烂即可。

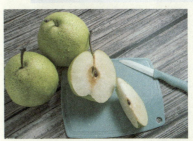

**温馨提示：** 雪梨润肺止咳，马蹄能缓解因肺热引起的气喘症状，两者结合食用，具有润肺平喘的功效。

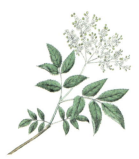

# 第三章
# 水果的养生妙方

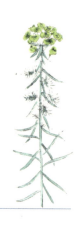

　　水果酸甜可口，不仅美味、富含多种维生素与矿物质，还在养生保健方面展现出了非凡的才能，堪称"自然界的健康卫士"。如猕猴桃汁，能有效缓解消化不良；香蕉皮在沸水中煮过后，竟能成为解酒的良方……巧妙运用身边这些日常可见的水果，便能有效预防疾病，让健康常伴左右！

## ⁂ 一 ⁂ 健胃生津：苹果

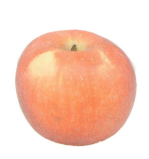

　　苹果肉质细腻，口感清脆多汁，味道甜中带酸，既可直接食用，也可用来制作果汁、果酱、苹果派等多种美食。苹果的营养价值极为丰富，被誉为"全方位的健康水果"，富含多种维生素（维生素 A、B 族维生素、维生素 C 等）、矿物质及抗氧化物质等营养物质。

## 性味归经 02

性凉，味甘、微酸。归脾、肺经。

## 功效 03

苹果具有润肺生津、健胃止渴的功效，能止泻顺气、有效缓解消化不良症状，还具有显著的醒酒效果。经常吃苹果还可以养血安神、润肠通便。此外，相关研究发现，苹果对癌症也具有一定的辅助预防、康复支持及辅助治疗作用。

## 选购保存 04

购买时，优先选择个头适中、果皮光洁、颜色艳丽、带均匀竖条纹的苹果。

苹果放在阴凉处可以保鲜7~10天，如果装进塑料袋放入冰箱，可以保存更长时间。

## 人群宜忌 05

**宜** 适于大部分人群，尤其是慢性胃炎、消化不良、气滞不通、慢性腹泻、神经性结肠炎、便秘、高血压、高血脂等患者。

**忌** 胃寒患者尽量少食，糖尿病患者在血糖控制良好的情况下可适量食用。

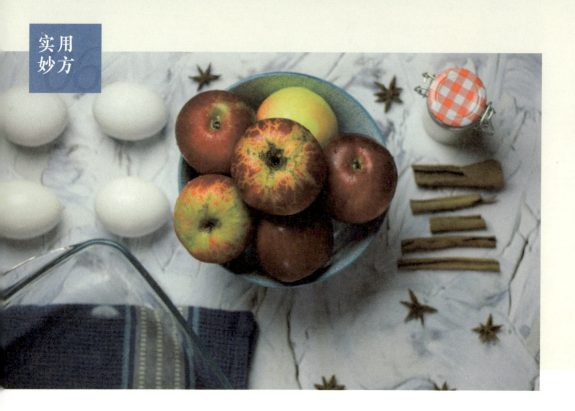

# 苹果蒸蛋

**功效：** 改善哮喘。

**食材：** 苹果 2 个，鸡蛋 5 个。

**做法：**

1. 洗净食材，苹果切片，鸡蛋液搅匀。

2. 碗中摆好苹果并倒入鸡蛋液，放进蒸笼。

3. 水开后再蒸 30 分钟，取出趁热吃即可。

**温馨提示：** 苹果具有润肺止咳、生津止渴及顺气畅通的功效，而鸡蛋有滋阴润燥的作用。两者搭配食用，有助于缓解患者因气急、胸闷及咳嗽引起的不适。

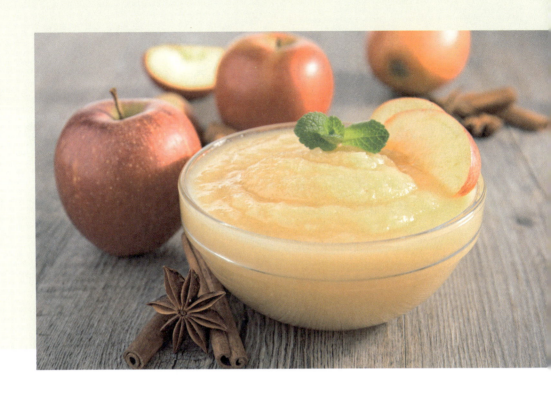

# 红薯苹果泥

**功效：** 治疗腹泻。

**食材：** 苹果 1 个，红薯 1 个。

**做法：**

1. 洗净食材，苹果去核切块，红薯去皮切块。

2. 苹果和红薯分别隔水蒸熟，取出。

3. 将蒸熟的苹果和红薯捣成泥状即可。

**温馨提示：** 苹果中的鞣酸在加热后成为肠道的收敛剂，有止泻的作用；搭配红薯食用，能治疗腹泻。建议与果皮一同食用，疗效更佳。

# 二 清热通便：香蕉

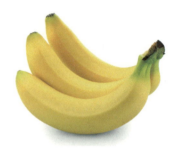

**蕉果**

香蕉柔软香甜，不仅口感极佳，而且营养丰富，适量食用对人体健康有益。香蕉被誉为"美腿高手"之首，这是因为它的钾元素含量高，能消除腿部水肿，使腿部线条看起来更加紧实、优美。

**性味归经**
02

性寒，味甘。归脾、胃、大肠经。

**功效**
03

香蕉具有清热通便、助神安眠、调节血压的作用，能有效缓解便秘，预防痔疮。香蕉中的营养成分还能增强身体抵抗力，有效补充体力，缓解疲劳。常食香蕉有助于降低血压、预防心血管疾病，还能缓解眼部疲劳、保护视力。

**选购保存**
04

购买时，优选果皮黄色带少许绿色的香蕉，手捏后有软熟感的一般是甜的。

常温下，需将香蕉放在阴凉通风的地方，避免暴晒；或者用绳子绑住香蕉的根部，悬挂起来保存。冷藏保存时，需用干净纸巾或纱布包裹，以减少水分蒸发和细菌污染。

**人群宜忌**
05

**宜** 适于大部分人群食用，尤其是发热、消化不良、口干烦渴、大便干燥难解、痔疮患者。

**忌** 慢性肠炎、虚寒腹泻、经常大便溏薄、肾炎、风寒感冒咳嗽、糖尿病患者尽量少食。

# 香蕉茶

**功效：** 缓解酒后不适。

**食材：** 香蕉果柄 50 克。

**做法：**

1. 洗净食材，香蕉果柄切小段。

2. 将香蕉果柄放入砂锅中，加适量水煎煮。

3. 大火煮沸后转小火慢煎，直至汤汁浓郁、颜色微黄即可。

**温馨提示：** 据《本草纲目》记载，香蕉的果柄生食可润肺止咳、通血脉、解酒毒。将其制成茶饮，特别适合酒后调理。

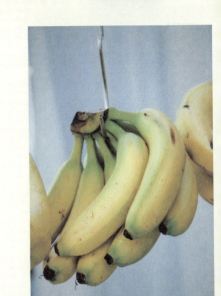

# 香蕉牛奶汁

**功效：** 美容养颜。

**食材：** 牛奶 250 毫升，香蕉 2 根，细砂糖适量。

**做法：**

1. 洗净食材，香蕉去皮切小块。

2. 将香蕉放入榨汁机，加入牛奶和细砂糖榨汁。

3. 断电后，装入杯中即可饮用。

**温馨提示：** 香蕉牛奶汁具有抗氧化作用，能够延缓皮肤衰老，保持皮肤的水合度和光泽度，达到美容淡斑的效果。

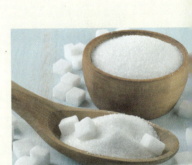

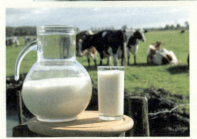

# 三 清热解渴：西瓜

西瓜甘甜多汁，果肉不仅含水量极高，达到 90% 以上，而且富含维生素 C、维生素 A、钾元素及多种抗氧化物质，对人体健康有益，尤其是在炎热的夏季，能够有效补充流失的水分和电解质，预防中暑。

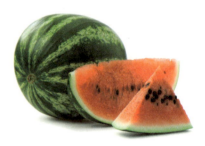

## 性味归经 02

性寒，味甘。归心、胃、膀胱经。

## 功效 03

西瓜具有清热解暑、利水消肿、美容养颜、消除疲劳的功效，能促进体内新陈代谢，有效缓解烦躁情绪，止渴生津。西瓜还具有软化、适度扩张血管的功效，有助于维护心血管健康。适量食用西瓜，不仅有助于维持皮肤水润，还能为头发提供滋养，使其更具光泽。

## 选购保存 04

购买西瓜时，优选纹路清晰均匀、瓜脐小且内凹者。瓜藤鲜绿多汁，轻拍瓜身有"砰砰"脆响声者，则熟度佳。

整个西瓜放置于通风阴凉处，常温下贮藏期可达 10 ~ 15 天。切开后用保鲜膜裹住，放入冰箱，可低温保存 3 天左右。

## 人群宜忌 05

宜 适于大部分人群，尤其是慢性肾炎、高血压、黄疸性肝炎、胆囊炎、膀胱炎、水肿、发热烦渴、口干多汗等病症患者。

忌 脾胃虚寒、寒积腹痛、小便频数、小便量多、慢性肠炎、胃炎、胃及十二指肠溃疡者，糖尿病患者，产妇及经期女性尽量少食。

# 西瓜翠衣冬瓜汤

**功效：** 利尿消肿。

**食材：** 西瓜皮 200 克，冬瓜 175 克，盐、鸡粉各 1 克。

**做法：**

1. 洗净食材，西瓜皮切小块，冬瓜去皮切长方块。
2. 将西瓜皮、冬瓜放入沸水锅，烧开后转小火煮 30 分钟。
3. 煮至食材熟软，加入适量盐和鸡粉调味即可。

**温馨提示：** 西瓜翠衣冬瓜汤富含钾元素，有利尿消肿的效果。

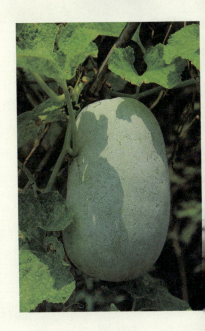

# 西瓜绿豆粥

**功效：** 清热解暑。

**食材：** 大米 200 克，西瓜 300 克，绿豆 50 克，白糖适量。

**做法：**

1. 洗净食材，西瓜去皮去籽切小块，绿豆用清水浸泡 4 小时。
2. 锅中加适量水，放入大米和绿豆，煮至粥稠。
3. 加入西瓜块和适量白糖，拌匀略煮片刻即可。

**温馨提示：** 此粥通过利尿作用排出体内多余的暑热，达到清热解暑的效果。

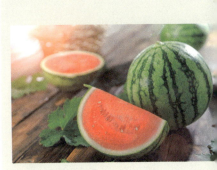

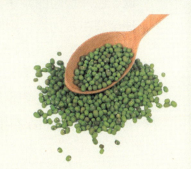

# 四 止咳化痰：梨

沙梨、白梨

梨的外皮光滑，颜色从青绿到黄褐不等，成熟时皮薄肉细，口感丰富。梨既可直接食用，也可用于制作果汁、果酱、蜜饯等多种食品。它不仅美味，还富含蛋白质、钙、磷、铁和葡萄糖、果糖、苹果酸、胡萝卜素等营养成分，备受人们青睐。

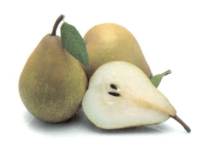

## 性味归经

性寒，味甘、微酸。归肺、胃经。

## 功效

梨具有润肺祛燥、止咳化痰、养血生津的功效，能促进津液循环，有效缓解干燥。梨还有滋养五脏、镇静安神的作用，能有效改善睡眠质量。适量食用梨，对高血压、心脏病患者有益，能辅助调节血压，减轻心脏负担。

## 选购保存

购买时，优选外形完整、无瑕疵、色泽均匀的梨子。轻捏梨子，硬度适中者为宜；观察梨脐，深且规整者更佳。

在常温条件下，梨可以保存1周左右。若将梨子放入冰箱冷藏，可以保存1个月左右不会坏。

## 人群宜忌

**宜** 适于大部分人群，尤其是肺热咳嗽、痰稠或无痰、咽喉发痒干痛、音哑、急慢性支气管炎、肺结核、高血压等病症患者。

**忌** 脾虚便溏、慢性肠炎、胃寒、外感风寒咳嗽及糖尿病患者尽量少食。

# 杏仁梨子汤

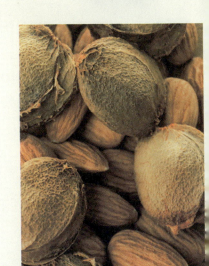

**功效：** 止咳化痰。

**食材：** 梨 1 个，杏仁 15 克，白砂糖 10 克。

**做法：**

1. 洗净食材，梨去皮去核切块。

2. 将梨、杏仁放入炖盅，加适量水炖 1 小时。

3. 煮至食材熟软，加入适量白砂糖调味即可。

**温馨提示：** 此汤具有润肺化痰的功效，适合秋冬干燥季节或咳嗽痰多时饮用。

# 清梨粥

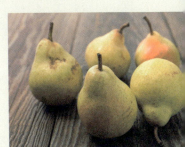

**功效：** 清热降火。

**食材：** 梨 1 个，白米 75 克。

**做法：**

1. 洗净食材，梨去皮去核切块。

2. 锅中适量水烧开，放入白米，大火烧开后转小火煮 25 分钟。

3. 加入梨块，煮至梨肉熟软、米粒稀烂即可。

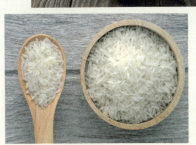

**温馨提示：** 梨具有清热降火的功效，能改善体内燥热引起的不适，如喉咙疼痛、口腔溃疡等症状。

# 五 滋补肝肾：葡萄

葡萄色泽鲜艳，肉质鲜美多汁，口感丰富多样，带有独特的果香和清新的风味。葡萄富含花青素、白藜芦醇等生物活性成分和酒石酸等有机酸，具有抗氧化、助消化、预防癌症的功效。

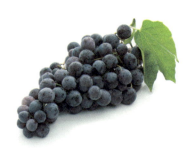

**性味归经** 02

性平，味甘、酸。归肺、脾、肾经。

**功效** 03

葡萄具有滋补肝肾、养血益气、强健筋骨、生津止渴的功效。它还能保护视力、保护心血管、舒缓烦躁情绪、促进消化、缓解胃肠不适，并具备强大的抗菌抗病毒能力。

**选购保存** 04

选购葡萄时，观察色泽是否鲜艳且均匀，无斑点、褪色为佳。轻捏有弹性、饱满，嗅之有清新果香者为佳。

买回来的葡萄，应保留其果梗，用纸或保鲜膜包裹，放入冰箱冷藏保鲜。

**人群宜忌** 05

宜 适于大部分人群，尤其是冠心病、脂肪肝、高血压、水肿、神经衰弱、风湿性关节炎、四肢筋骨疼痛和贫血患者。

忌 糖尿病、阴虚内热、津液不足者，脾胃虚寒者尽量少食。

# 葡萄甘蔗汁

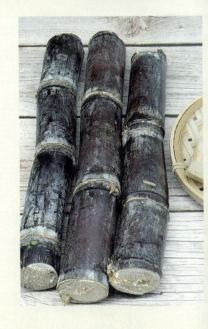

**功效：** 缓解声音嘶哑。

**食材：** 葡萄 350 克，甘蔗 500 克。

**做法：**

1. 洗净食材，葡萄去皮去籽，甘蔗去皮切段。
2. 将葡萄、甘蔗放入榨汁机中，榨汁。
3. 滤去残渣，装入杯中即可饮用。

**温馨提示：** 葡萄生津止渴、止咳除烦，甘蔗清热生津、下气润燥，两者混合饮用，可治疗声音嘶哑。

# 葡萄牛奶蜂蜜饮

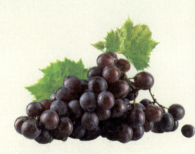

**功效：** 改善手脚冰凉症状。

**食材：** 葡萄 350 克，牛奶 250 毫升，蜂蜜适量。

**做法：**

1. 洗净食材，葡萄去皮去籽。
2. 将葡萄放入榨汁机中，加入牛奶榨汁。
3. 加适量蜂蜜拌匀，装入杯中即可。

**温馨提示：** 葡萄益气血、生津液，能够改善体内血液循环，缓解因血液循环不畅导致的手脚冰凉。

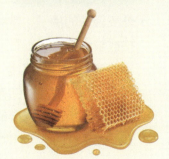

# 六 开胃理气：橘子

福橘、蜜橘、黄橘

橘子是一种广受欢迎的柑橘类水果，果肉饱满多汁，口感鲜美，甜中微酸，带有独特的柑橘类香气，既可直接剥皮食用，又可榨汁饮用。它富含维生素 C，是补充维生素的理想选择。

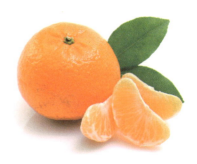

## 性味归经 02

性平，味甘、酸。归肺、脾、胃经。

## 功效 03

橘络具备通络化痰、顺气活血的功效，能缓解咳嗽引发的胸胁疼痛、痰多等症状。橘皮经风干炮制成为陈皮后，更是一味良药，能理气健脾、燥湿化痰，对于脾胃气滞导致的消化不良、脘腹胀满有良效。此外，橘子还能促进体内代谢，消除疲劳，滋养肌肤，具有美容养颜的作用。

## 选购保存 04

购买时，优选表面平滑光亮、外皮轻薄的橘子，避免选择果蒂干枯或皱缩者。

常温下，可将橘子装入有洞的网袋，置于通风处即可。如果要长期储存，放进冰箱保鲜，可以保存1个月左右。

## 人群宜忌 05

宜 适于大部分人群，尤其是老年心血管病、慢性支气管炎、老年气喘等病症患者。

忌 风寒咳嗽、糖尿病、口疮患者尽量少食。

# 橘皮姜汤

**功效:** 理气化痰。

**食材:** 晒干的橘子皮 15 克,生姜 5 片,红糖适量。

**做法:**

1. 橘子皮掰成小块,生姜洗净切片。
2. 将橘子皮、生姜放入锅中,加适量清水,中火煮开。
3. 转小火煮 10 分钟,加适量红糖拌至溶化即可。

**温馨提示:** 橘皮理气健脾、燥湿化痰,生姜温肺化饮,两者结合食用,有效发挥理气化痰的功效。

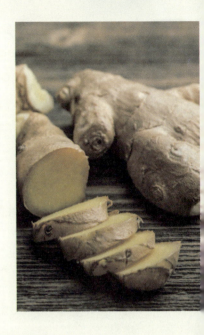

# 橘皮橘络茶

**功效:** 疏肝理气。

**食材:** 橘皮 15 克,鲜橘络 5 克。

**做法:**

1. 将橘皮切丝,与橘络放入杯中。
2. 加适量开水泡开即可。

**温馨提示:** 橘皮和橘络都具有疏肝理气的功效,能缓解因肝气郁结引起的胸胁胀痛、乳房胀痛等症状。

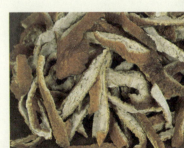

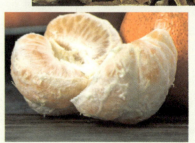

# 七 消食化积：山楂

山楂酸甜可口，略带涩味，既可直接食用，也可制成山楂片、山楂糕、山楂酱等多种美食，是开胃消食、促进消化的佳品。它含有丰富的维生素 C、维生素 E、黄酮类化合物、山楂酸等多种活性成分，营养价值高。

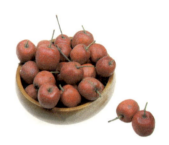

## 性味归经 02

性微温，味微酸、甘。归肝、胃、大肠经。

## 功效 03

山楂具有消食化积、理气散瘀、收敛止泻及杀菌的功能，能有效刺激胃液分泌，增强胃内消化酶的活性，缓解胃部不适与积滞。此外，山楂还具有活血化瘀功效，对于因跌打损伤引起的瘀血肿痛具有辅助治疗效果。

## 选购保存 04

选购时，优选果形整齐、大小均匀、果皮鲜红、无瑕疵的山楂。手感稍硬，但不过于坚硬或过软，中等硬度往往风味更佳。

山楂应低温保存，先用保鲜袋密封起来，排出袋内空气，然后放入冰箱冷藏。

## 人群宜忌 05

宜 适于大部分人群，尤其是腹满饱胀、消化不良者。

忌 糖尿病、十二指肠溃疡、胃酸过多者，各种炎症患者，脾胃虚弱、气虚便溏者尽量少食；忌与人参同食。

# 山楂菊花茶

**功效：** 清肝明目。

**食材：** 山楂干 3 克，菊花 6 克。

**做法：**

1. 洗净食材，将山楂干和菊花放入茶壶。

2. 加适量水煮沸，滤去残渣，冷却即可。

*温馨提示：此茶具有清热解毒、清肝明目的功效，能改善肝功能受损导致的视力模糊等问题。*

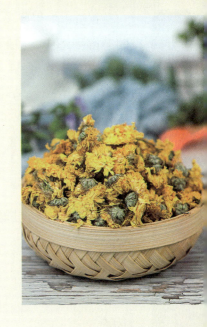

# 山楂陈皮饮

**功效：** 健脾理气。

**食材：** 新鲜山楂 5 个，陈皮 10 克，生姜 3 片。

**做法：**

1. 洗净食材，将山楂、陈皮、姜片放入锅中，加适量水。

2. 大火煮开后转小火煎煮 15 分钟。

3. 滤去渣滓，取汁饮用。

*温馨提示：此饮具有健脾开胃的功效，特别适合食欲不振、消化不良人群。*

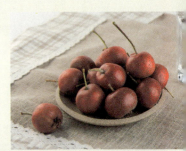

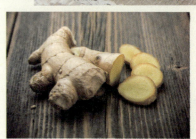

#  八　生津解热：猕猴桃

狐狸桃、野梨、洋桃、藤梨、猴仔梨

猕猴桃因为果皮覆毛，貌似猕猴而得名。其口感酸甜适中，既有水果的清新，又带有微妙的酸甜平衡，是许多人喜爱的水果之一。猕猴桃的维生素 C 含量远超其他水果，是国际上公认的"维 C 之王"。

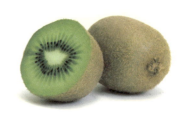

## 性味归经 02

性寒，味甘、酸。归胃、膀胱经。

## 功效 03

猕猴桃具有生津解热、调和中焦气机、止渴利尿及滋补强身的功效。它富含生物活性物质，不仅有助于美容养颜、增强机体免疫能力，还展现出抗癌、抗衰老及抗肿消炎的强大功效。此外，猕猴桃还能调节情绪，稳定心情，舒缓压力。

## 选购保存 04

选购时，优选表面光滑无瑕疵、颜色深绿或黄褐色的猕猴桃。轻按果皮，稍硬实则新鲜，软塌则可能变质。

猕猴桃适合冷藏保存，保存猕猴桃的适宜温度为 −1 ~ 1℃。

## 人群宜忌 05

宜 适合大部分人群，尤其是胃癌、食管癌、肺癌、乳腺癌、高血压、冠心病、黄疸性肝炎、关节炎等病症患者。

忌 脾胃虚寒、腹泻便溏者，糖尿病患者，先兆性流产者尽量少食。

# 猕猴桃生姜汁

**功效：** 温中止呕。

**食材：** 猕猴桃果肉 100 克，生姜汁 3~4 滴。

**做法：**

1. 洗净食材，猕猴桃果肉切小块。
2. 将猕猴桃放入锅中，加适量水煎取浓汁。
3. 加入生姜汁，搅拌均匀即可。

**温馨提示：** 此汁具有温中止呕的功效，对于胃寒呕吐、风寒咳嗽、妊娠呕吐等症状有一定的缓解作用。

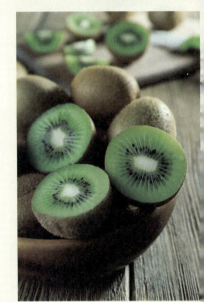

# 猕猴桃银耳羹

**功效：** 缓解肺热咳嗽。

**食材：** 猕猴桃 1 个，干银耳 25 克，枸杞、糖各适量。

**做法：**

1. 猕猴桃取果肉切片，银耳泡发洗净。
2. 锅中加适量水，放银耳煮至黏稠。
3. 加入猕猴桃、枸杞和适量糖，煮开即可。

**温馨提示：** 银耳滋阴润肺，猕猴桃生津润燥，两者结合食用，能改善因肺热导致的咳嗽症状。

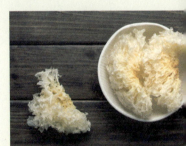

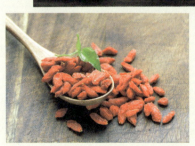

# 九　健脾益气：荔枝

荔枝与香蕉、菠萝、龙眼并称为"南国四大珍果"。由于荔枝色泽鲜艳，壳薄瓤厚，香气清远，所以历代文豪留下了很多赞誉荔枝的佳句。然而，荔枝虽好，但过量食用易导致身体燥热，甚至诱发"荔枝病"，故需适量品尝。

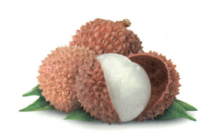

## 性味归经

性温，味甘、酸。归心、脾、肝经。

## 功效

荔枝具有健脾益气、补益肝肾、增益气血的功效，能缓解心血不足所致的心悸、失眠等症状，是病后康复者、贫血患者理想的滋养果品。适量食用荔枝，能促进皮肤细胞的新陈代谢，使肌肤保持细腻与弹性。

## 选购保存

选购时，优选颜色暗红带些许绿色、外壳平坦、缝合线明显的荔枝。轻捏外壳，紧硬有弹性者为佳。

买回来的荔枝喷点水，装入塑料保鲜袋，放进冰箱冷藏，可保存 1 周时间。常温下，可将荔枝置于阴凉、通风、干燥处保存，一般只能保存 2~3 天。

## 人群宜忌

宜 适于大部分人群食用，尤其是体质虚弱、病后津液不足、贫血者，以及脾虚腹泻或胃寒疼痛者。

忌 出血病患者、糖尿病患者及妊娠期女性尽量少食。

# 荔枝酒

**功效：** 缓解脾胃虚寒症状。

**食材：** 新鲜荔枝若干，白酒适量。

**做法：**

1. 荔枝去皮去核，放入白酒浸泡 15 分钟后捞出。

2. 加入适量纯净水，将荔枝倒入锅中煮 5 分钟。

3. 将上汁盛出装入杯中，即可饮用。

**温馨提示：** 荔枝酒能改善脾胃虚寒所导致的食欲不振、恶心、呕吐、腹痛、腹胀、腹泻等症状。

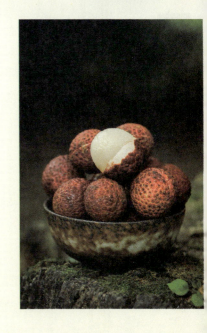

# 荔枝红枣小米粥

**功效：** 安神助眠。

**食材：** 小米 150 克，荔枝 6 颗，红枣 15 颗，冰糖适量。

**做法：**

1. 洗净食材，荔枝去壳去核备用。

2. 锅中加适量清水，倒入小米、荔枝煮 30 分钟。

3. 加入红枣，煮至粥稠、食材熟透，加冰糖拌匀即可。

**温馨提示：** 此粥具有安神助眠的功效，有助于舒缓神经，缓解紧张情绪，促进睡眠。

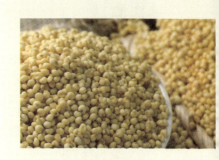

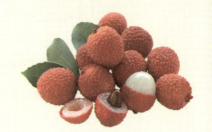

# 十 补血安神：龙眼

益智、桂圆

龙眼的外皮光滑，色泽黄褐，果肉晶莹剔透，甘甜多汁。龙眼的营养价值极高，被誉为"果中神品"，既可生食，也可加工成干制品，肉、核、皮及根均可药用。

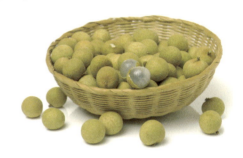

## 性味归经

性温，味甘。归心、脾经。

## 功效

龙眼具有补血安神、强健脑力、美容养颜、滋养心脾的功效。它能缓解失眠、心悸不安、神经衰弱等症状，改善记忆力减退和贫血状态。龙眼中的某些营养成分还能够降低血脂，维护心血管系统健康。

## 选购保存

购买时，优选大小均匀、连枝，轻捏外壳有硬度，不干瘪的龙眼。剥开看，果肉透明、水润饱满者为佳。

将龙眼存放在阴凉通风处，一般可保存3~5天。也可将龙眼装入保鲜袋，排出空气密封，放入冰箱冷藏，一般可保存7~10天。

## 人群宜忌

宜 适于大部分人群，尤其是头晕失眠、神经衰弱、健忘和记忆力低下者，以及年老气血不足，产后女性体虚乏力者。

忌 有上火发炎症状、阴虚火旺者，以及舌苔厚腻、气壅胀满、肠滑泄泻、风寒感冒、消化不良者尽量少食。

# 龙眼百合粥

**功效：** 安神助眠。

**食材：** 水发大米 100 克，龙眼肉、鲜百合、盐各少许。

**做法：**

1. 将大米、鲜百合清洗干净。

2. 锅中加水煮沸，倒入大米烧开，加龙眼肉，转小火煮 30 分钟。

3. 煮至大米熟软，加入百合熬煮片刻，以适量盐调味即可。

**温馨提示：** 龙眼肉改善失眠和焦虑，鲜百合润肺止咳、清心安神，两者搭配食用，能安神助眠。

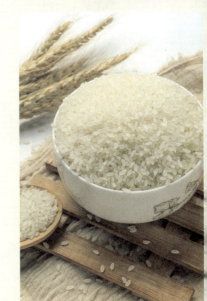

# 龙眼西洋参茶

**功效：** 安神补血。

**食材：** 干龙眼肉 10 克，西洋参 3 克，白糖适量。

**做法：**

1. 洗净食材，将西洋参捣碎备用。

2. 杯中放入西洋参碎、干龙眼肉和白糖，加适量开水冲泡。

3. 趁热饮用即可，每日沏 2 次。

**温馨提示：** 西洋参补益气血、养阴润燥，与干龙眼肉搭配食用，能改善睡眠质量，缓解贫血症状。

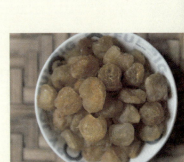

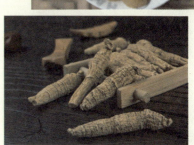

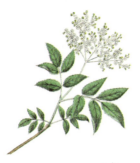

# 第四章
# 菌菇的养生妙方

菌菇类食物富含多种氨基酸、矿物质、维生素，以及特有的多糖和生物活性物质，这些成分在增强免疫力、抗氧化、调节血脂、抗肿瘤等方面展现出了卓越的功效。因此，将菌菇类食物纳入日常饮食之中，不仅能为身体补充营养，还能在潜移默化中增强体质，促进健康。

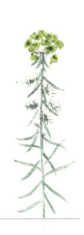

## 一 滋阴补气：黑木耳

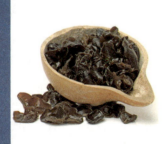

黑木耳质地柔软而富有弹性，色泽乌黑发亮，宛如自然界的黑色珍珠。它的蛋白质含量是牛奶的 6 倍之多，同时富含钙、磷、铁等多种矿物质及丰富的纤维素，被营养学家誉为"素中之王"。黑木耳以其独特的抗血栓、降血脂、抗肿瘤及清肺排毒功效，成为人们追求健康生活的优选食材。

**性味归经** 02

性平，味甘。归肺、胃、肝经。

**功效** 03

　　黑木耳具有清肺益气、养血润燥、活血化瘀、止血止痛的功效，常被用于治疗咳嗽痰多、咽喉肿痛、便秘、痔疮出血、贫血等。它还能维护皮肤弹性，延缓衰老，有美容养颜的功效。同时，黑木耳的某些成分对结石、肿瘤及心脑血管疾病有较好的食疗效果。

**选购保存** 04

　　选购时，优选外形呈深黑褐色、耳瓣舒展、朵面乌黑有光泽、耳背暗灰色、无结块、朵形略小但均匀的黑木耳。
　　黑木耳应存放在干燥、通风、避光的地方，以防受潮发霉。

**人群宜忌** 05

宜　适于大部分人群，尤其是缺铁性贫血患者、便秘者、爱美人士。

忌　消化功能较弱者、出血性疾病患者、有流产倾向的孕妇尽量少食。

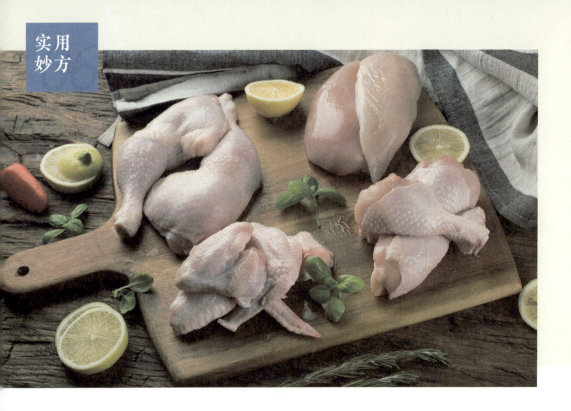

# 金针木耳蒸鸡腿

**功效：** 健脑益智。

**食材：** 鸡腿肉 250 克，金针菇 150 克，黑木耳 50 克，姜蓉、蒜片、葱花、生抽、盐各适量。

**做法：**

1. 洗净食材，鸡腿肉切小块，金针菇切成两段。

2. 以上调料取适量放入碗中拌匀，做成料汁。

3. 金针菇上覆盖鸡腿肉和黑木耳，淋上料汁，于锅中隔水蒸熟即可。

**温馨提示：** 金针菇蒸鸡腿具有健脑益智的功效，适量食用这道菜，能够增强记忆力，提高学习能力。

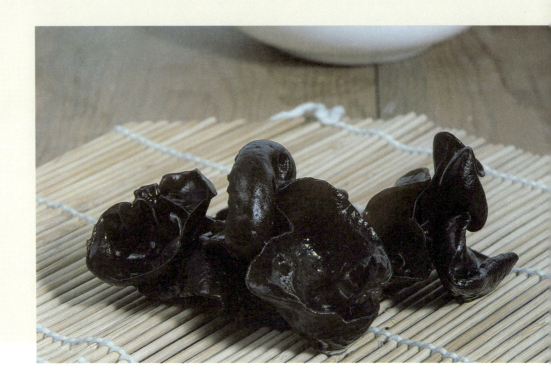

# 木耳枸杞蒸蛋

**功效：** 养肝明目。

**食材：** 黑木耳 15 克，鸡蛋 2 个，枸杞、盐各适量。

**做法：**

1. 泡发的黑木耳切碎，鸡蛋打散加盐调味。

2. 将黑木耳碎与枸杞放入鸡蛋液中，拌匀。

3. 隔水蒸 10 分钟至熟即可。

**温馨提示：** 黑木耳能减轻肝脏负担，枸杞可以保护肝脏、改善视力，两者搭配食用，能养肝明目。

# 二 滋阴润肺: 银耳

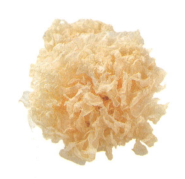

银耳因其色泽洁白如玉、形似人耳而得名，又因其富含胶质、口感滑润，被誉为"菌中之冠"。银耳是一种理想的滋补食材，常用于制作甜品、汤品和饮品，如银耳羹、银耳红枣汤、银耳莲子羹等。

**白木耳、白耳子、白耳**

## 性味归经

性平，味甘、淡。归肺、胃、肾经。

## 功效

银耳具有滋阴润肺、美容养颜、抗衰老、护肝解毒、润肠通便、清热健胃、益智补脑的功效，对于肺燥咳嗽、痰少或无痰等症状有较好的改善作用。长期食用银耳，有助于改善肤色、淡化色斑，使肌肤更加细腻。

## 选购保存

购买时，优选色白微黄带光泽的银耳，形状圆润、朵大、蒂净无杂质、无异味、手感柔韧搓不碎者为佳。

银耳应存放在阴凉、通风、干燥的地方，避免阳光长时间照晒。

## 人群宜忌

**宜** 适合大多数人群，尤其是老年人、儿童、妇女及身体较虚弱的人群。

**忌** 外感风寒、痰浊犯肺及虚寒证者，腹泻、糖尿病、出血倾向性疾病患者，婴幼儿和肾功能不全者尽量少食。

# 银耳炖白花蛇舌草

**功效：** 益气活血。

**食材：** 银耳 20 克，白花蛇舌草 10 克，阿胶
12 克。

**做法：**

1. 洗净食材，银耳去除根部切小块。

2. 锅中适量水烧开，加入白花蛇舌草，大火煮
沸后转小火煮片刻捞出。

3. 锅中留汁，放入银耳、阿胶拌匀，煮沸后用
小火略煮片刻即可。

**温馨提示：** 银耳炖白花蛇舌草具有益气、活血、
润肠的功效。

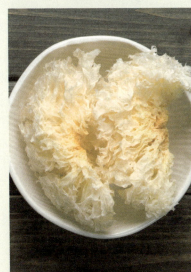

# 银耳红枣汤

**功效：** 美容养颜。

**食材：** 银耳 2 朵，枸杞 6 粒，红枣 8 枚。

**做法：**

1. 洗净食材，银耳去除根部切小块。

2. 砂锅中放入银耳、枸杞、红枣，加适量水烧开，
转小火慢炖 20 分钟。

3. 关火，盖上盖子再闷 5~10 分钟即可。

**温馨提示：** 长期食用银耳红枣汤，可以去除脸
部黄褐斑、雀斑，使皮肤更加光滑细腻。

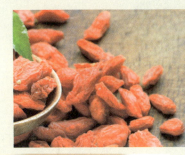

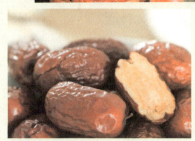

# 三 抗癌降压：金针菇

金针菇是一种广受欢迎且营养丰富的食用菌类。其口感脆嫩、味道鲜美，富含多种对人体有益的营养成分，特别是锌元素，有助于促进儿童智力发育、增强成年人的记忆力，被誉为"增智菇"。

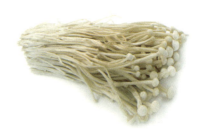

毛柄小火菇、构菌、朴菇、冻菌、金菇、智力菇

## 性味归经 02

性凉，味甘、滑。归脾、大肠经。

## 功效 03

金针菇具有益智健脑、调和肠胃、降脂降压、疏肝解毒、抗菌消炎的功效。它能够强化身体的生物活性，促进新陈代谢，有助于人体的生长发育。此外，金针菇还含有多糖体朴菇素，这种成分具有防癌抗癌的功效。

## 选购保存 04

选购时，应选颜色柔和、微微泛黄的金针菇，菇帽半球形、与中段颜色相近、无开裂或色差者为佳。

买回来的金针菇，剪掉根部后，用淡盐水浸泡 10 分钟后沥干水分，放入冰箱冷藏，可保存 1 周左右。真空包装的金针菇，直接放入冰箱冷藏保存，可保存 3~4 天。

## 人群宜忌 05

**宜** 适合大多数人群，尤其是老年人、儿童、妇女及身体较虚弱的人群。

**忌** 脾胃虚寒者，慢性腹泻者，关节炎、红斑狼疮患者尽量少食。

# 清拌金针菇

**功效：** 益智健脑。

**食材：** 金针菇 400 克，红椒、青椒各 5 克，香油、
酱油、胡椒粉、盐各适量。

**做法：**

1. 洗净食材，青红椒切丝，金针菇去除根部
切段。
2. 金针菇放入沸水锅中焯煮，捞出过冷水。
3. 将金针菇放入盘中，加入以上调料和青红
椒丝拌匀即可。

**温馨提示：** 金针菇具有益智健脑的功效，对儿
童的身高和智力发育均有良好作用。

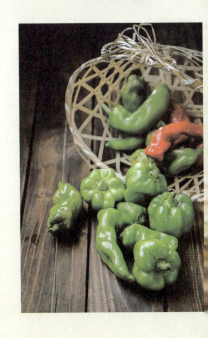

# 金针菇瘦肉汤

**功效：** 增强体质。

**食材：** 金针菇 50 克，瘦肉 100 克，姜片、葱、
盐各少许。

**做法：**

1. 洗净食材，金针菇去除根部切小段，瘦肉切片。
2. 锅中适量水烧开，加入金针菇和瘦肉，略煮
片刻。
3. 继续放入姜片、葱、盐，煮至食材全熟即可。

**温馨提示：** 此汤能维持身体的正常生理功能、
促进骨骼发育和血红蛋白合成。

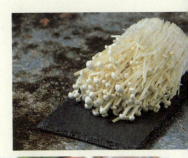

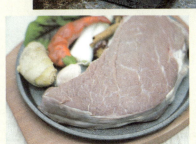

# 四 降压降脂：香菇

花菇、花蕈、香信、香菌、香蕈

香菇是我国传统的"四大名菇"之一，与松茸、牛肝菌、竹荪齐名。它的味道鲜美，营养全面而均衡，被誉为"山珍之王"。香菇的香气浓郁，能够提升菜肴的整体口感。香菇中的香菇多糖和香菇嘌呤保健功效突出。

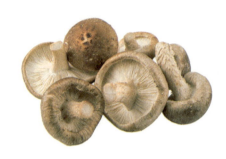

## 性味归经 02

性平，味甘。归脾、胃经。

## 功效 03

香菇具有美容养颜、调节血脂、健脾开胃、抗癌防癌的功效。经常食用香菇有助于调节血压，降低胆固醇及血脂水平，预防动脉硬化、肝硬化等疾病。此外，香菇还具有化痰理气、祛风透疹、解毒等功效。

## 选购保存 04

选购时，优选黄褐或黑褐色的香菇，形态上，菌盖厚且完整未全开，菌褶淡黄至乳白色且整齐细密，菌柄短粗且边缘内卷肥厚者为佳。

常温下，干香菇需避光存放在阴凉通风处。新鲜的香菇需用保鲜袋密封放进冰箱冷藏。

## 人群宜忌 05

**宜** 适合大多数人群，尤其是老年人、儿童、妇女及身体较虚弱的人群。

**忌** 顽固性皮肤瘙痒症患者、消化功能弱者、湿气重者、宿疾患者、痛风患者尽量少食。

# 香菇薏米粥

**功效：** 补中益气。

**食材：** 薏米、大米各 100 克，香菇 20 克。

**做法：**

1. 洗净食材，香菇切丁，薏米、大米清水浸泡 2 小时。

2. 将薏米和大米放入锅中，加适量水煮开，转小火熬煮。

3. 加入香菇丁搅拌均匀，煮至食材熟透即可。

**温馨提示：** 此粥具有补中益气的功效，适合气虚乏力的人群食用。

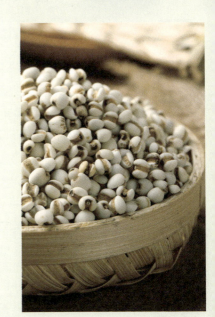

# 香菇鸡汤

**功效：** 保护心血管。

**食材：** 鸡 1 只，香菇 30 克，红枣、枸杞各少许，姜片、盐各适量。

**做法：**

1. 洗净食材，分别将鸡、香菇切小块。

2. 锅中加适量清水，放入鸡块炖煮，撇去浮沫。

3. 大火烧开后放入姜片、红枣、枸杞、香菇，煮至熟，加盐调味即可。

**温馨提示：** 此汤能降低血液中胆固醇和甘油三酯水平，有助于保护心血管健康。

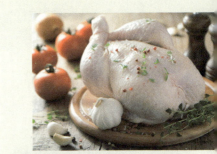

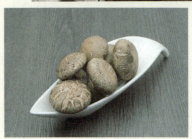

# 五 清热解暑：草菇

稻草菇、兰花菇、秆菇、麻菇、脚菇

草菇的生长发育周期极短，从播种到采收仅需数天至一周，是食用菌中生长速度最快的种类之一。它肉质厚实、口感爽滑、风味绝佳，既可单独成菜，也可与其他食材搭配，如草菇炒肉、草菇炖鸡等。

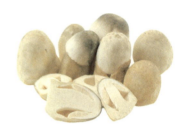

## 性味归经

性平，味甘。归胃、脾经。

## 功效

草菇具有益智健脑、清热解暑、健脾养胃、美容养颜、增强免疫力的功效。其内含有的独特的异种蛋白能抑制癌细胞生长，尤其对于消化道肿瘤的辅助治疗具有积极影响。长期食用草菇，还有助于预防糖尿病可能引发的心脑血管相关并发症，守护患者的心血管健康。

## 选购保存

选购时，应优选新鲜幼嫩、质硬、菇体完整、不开伞、无霉烂、无破裂、无机械伤的草菇。

新鲜的草菇需保持干燥状态，密封放于冰箱冷藏，一般可存放14天左右。

## 人群宜忌

**宜** 适合大多数人群，尤其是老年人、儿童、妇女及身体较虚弱的人群，癌症及心血管疾病患者。

**忌** 脾胃虚寒者，哮喘、痛风患者尽量少食。

# 草菇竹笋炖豆腐

**功效：** 增强免疫力。

**食材：** 豆腐、草菇、竹笋、菜心各 15 克，盐、葱花各适量。

**做法：**

1. 洗净食材，分别将豆腐、草菇切小块，竹笋切片，菜心切段。

2. 锅中加麻油烧热后，放入草菇、笋片，翻炒片刻。

3. 加适量清水，放入豆腐和菜心，煮沸后加入盐、葱花。

4. 待食材煮至熟透即可。

**温馨提示：** 此菜能提高机体免疫力，增强抗病能力。

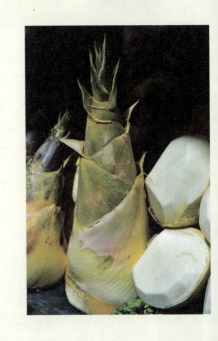

# 草菇红茶饮

**功效：** 防癌抗癌。

**食材：** 干草菇 30 克，红茶 3 克。

**做法：**

1. 干草菇粉碎备用。

2. 将干草菇碎与红茶按照 1∶1 的比例，用开水冲泡。

3. 趁热饮用即可。

**温馨提示：** 草菇含有一种独特的异种蛋白成分，能促进癌细胞的消亡，并抑制其进一步生长。

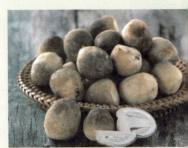

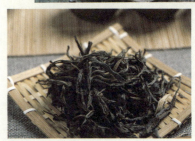

# 六 抗衰长寿: 猴头菇

我国民间素有"山珍猴头，海味燕窝"之说法。猴头菇与鱼翅、熊掌、燕窝并称为"四大名菜"，是历代宫廷的贡品，也是民间珍贵的食补佳品。猴头菇的烹饪方式也极为多样，可炖、可煮、可炒、可煲汤，不仅口感鲜美，而且营养丰富。

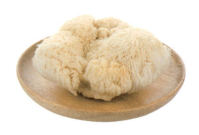

## 性味归经 02

性平，味甘。归脾、胃、心经。

## 功效 03

猴头菇具有抗衰长寿、改善神经衰弱、缓解失眠的功效。科学研究表明，猴头菇内含的某些营养元素能够预防和治疗老年痴呆症。它还能降低血液中的胆固醇与甘油三酯水平，优化血脂状况，有效激发食欲、强化胃黏膜的保护屏障功能，增强机体的免疫防御能力。

## 选购保存 04

选购时，优选菇体完整、无损伤、形状均匀、茸毛多且细长、色泽金黄或黄中带白的猴头菇。较小的猴头菇更易保存，口感更细腻。

猴头菇可直接摊放在阴凉通风处，避免潮湿和阳光直射，此方法保存时间较短。将猴头菇放入冰箱冷藏，可延长保存时间并保持其鲜度。

## 人群宜忌 05

宜 适合大多数人群，尤其是体质虚弱者，胃肠疾病患者，神经衰弱、失眠、心血管疾病患者等。

忌 对菌类过敏者应避免食用。

# 猴头菇瘦肉汤

**功效：** 养血固精。

**食材：** 猴头菇 20 克，瘦肉 300 克，龙眼、
莲子各 15 克，枸杞 5 克，盐适量。

**做法：**

1. 洗净食材，猴头菇泡发后切块，瘦肉切片。
2. 锅中放入猴头菇、瘦肉、龙眼、莲子、枸杞，
加适量水。
3. 大火烧开后转小火炖煮 1 小时，加盐调味即可。

**温馨提示：** 此汤具有补气养血、固精益肾的功效，
适合男女老少食用。

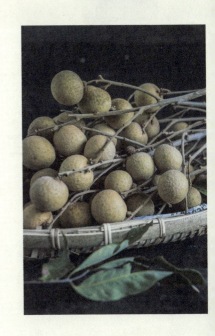

# 猴头菇鸡汤

**功效：** 改善肠胃功能。

**食材：** 猴头菇 80 克，鸡 1 只，黄芪 50 克，玉
米段 200 克，枸杞、葱、姜、盐各适量。

**做法：**

1. 洗净食材，锅中加姜片，热油爆香鸡肉盛出
备用。
2. 砂锅中加适量水，放入鸡肉、黄芪，大火烧
开后转小火慢炖。
3. 将猴头菇、玉米段、枸杞、葱、姜放入砂锅，
煲至熟透。
4. 加适量盐调味即可。

**温馨提示：** 肠胃不好的人适当饮用此汤，有助
于改善肠胃功能。

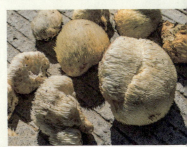

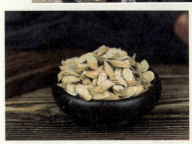

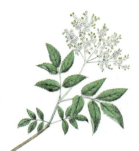

# 第五章
# 畜蛋禽的养生妙方

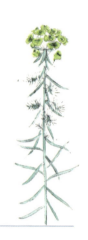

　　肉蛋类食物中富含高质量且易于人体消化吸收的蛋白质，这些蛋白质能够有效地满足人体对蛋白质的需求，为身体的各项生理活动提供坚实的物质基础。作为人们餐桌上不可或缺的食材，肉蛋类食物不仅提供了极为丰富的营养成分，部分种类还兼具药用价值。

## 一　补肾滋阴: 猪肉

豕肉、豚肉、彘肉

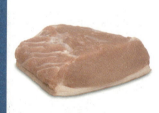

　　猪肉不仅富含高质量蛋白，还含有人体所需的多种氨基酸、维生素，以及矿物质如铁、锌等，对促进生长发育、增强免疫力有着重要作用。猪肉的肉质因部位不同而各具特色，从肥瘦相间的五花肉到瘦而不柴的里脊肉，再到筋道十足的猪蹄膀，每一个部位都能满足不同人群的口味需求。

## 性味归经 02

性温，味甘、咸。归脾、胃、肾经。

## 功效 03

猪肉具有滋阴润燥、补虚养血的功效，对消渴羸瘦、热病伤津、便秘、燥咳等病症有食疗作用。适量摄入猪肉可以强壮骨骼、补充营养，增强机体的免疫力和抵抗力。此外，猪肉还有助于人体合成血红蛋白，改善贫血状况。

## 选购保存 04

购买时，优选新鲜有光泽、红色均匀的猪肉。用手指压猪肉后，凹陷部分能立即恢复为佳。

买回来的猪肉先用水洗净，然后分割成小块，装入保鲜袋，再放入冰箱保存。

## 人群宜忌 05

宜 一般人都可食用。

忌 体胖、多痰、舌苔厚腻者，冠心病、高血压、高血脂等病症患者，以及风邪偏盛者尽量少食。

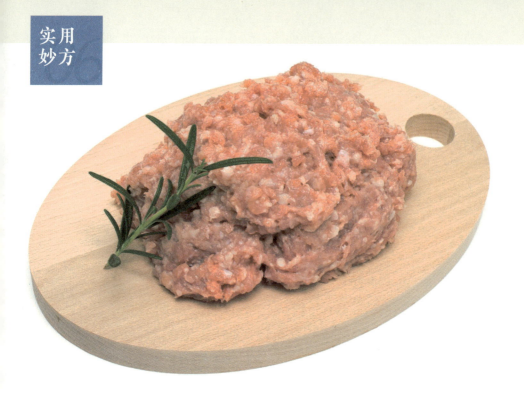

# 肉末蒸蛋

**功效：** 滋阴润燥。

**食材：** 鸡蛋 3 个，猪肉末 90 克，姜末、葱花各少许，盐、鸡粉各 2 克，
生抽、料酒各 2 毫升，食用油适量。

**做法：**

1. 鸡蛋打入碗中，加盐和鸡粉，分次注入温开水，调成蛋液备用。

2. 以油起锅，爆香姜末，放入肉末炒至变色，加适量生抽、料酒、鸡粉和盐，
炒匀盛出。

3. 将蛋液放入蒸锅，中火蒸 10 分钟，放上肉末、葱花即可。

**温馨提示：** 此菜具有滋阴润燥、补中益气的功效，对于体质虚弱、营养不良
的人群尤为适宜。

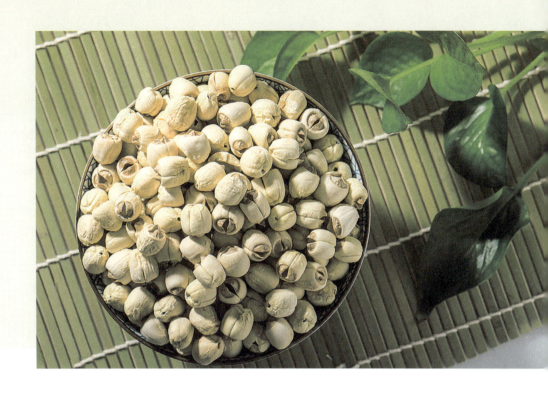

# 三宝猪肉汤

**功效：** 滋养补虚。

**食材：** 猪肉 100 克，百合、莲子各 10 克，红枣 2 枚，冰糖适量。

**做法：**

1. 洗净食材，猪肉切小块。

2. 锅中加适量水，放入猪肉与莲子，中火煮 30 分钟。

3. 加入百合、红枣煮至软烂，以适量冰糖调味即可。

*温馨提示：猪肉能增强体质、补充体力、改善贫血；百合、莲子和红枣具有养心安神的效果，与猪肉搭配食用，能够滋养补虚。*

# 二 温中益气：鸡肉

家鸡肉、母鸡肉

鸡肉的肉质细嫩、味道鲜美，富含高质量蛋白、多种维生素和矿物质，如维生素B群、铁、锌等，是餐桌上最受欢迎的肉类食材之一。鸡肉的脂肪含量低，尤其是鸡胸部分，是减脂健身人士的首选。

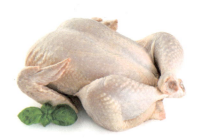

## 性味归经 02

性平、温，味甘。归脾、胃经。

## 功效 03

鸡肉具有温中益气、补精填髓、滋养五脏、补虚强身、健脾和胃的功效，对于营养不良、畏寒怕冷、乏力疲劳、月经不调、贫血等人群具有显著的食疗作用。在寒冷的冬季，适量饮用鸡汤不仅能温暖身心，还能有效提升个体免疫力。

## 选购保存 04

新鲜的鸡肉，呈干净的淡粉红色且具有光泽，肉质紧密，用手摸起来有轻微弹性，嗅之无异味。

鸡肉最好在两天内吃完。如果需要长时间保存，可先擦净鸡肉表面的水分，放入冰箱冷冻室内冷冻保存。

## 人群宜忌 05

**宜** 适合大部分人食用，尤其是虚劳瘦弱、营养不良、气血不足、面色萎黄者，以及体质虚弱或乳汁缺乏的产妇。

**忌** 内火偏旺、痰湿偏重、感冒发热、高血脂、尿毒症等患者，以及胆囊炎、胆石症发作期患者尽量少食。

# 鸡肉枸杞炖胡萝卜

**功效：** 增强体质。

**食材：** 鸡肉 500 克，胡萝卜 1 个，玉米 1 根，
枸杞、盐各适量。

**做法：**

1. 洗净食材，胡萝卜去皮切块，鸡肉切小块，
玉米切段。

2. 砂锅中加适量水，放入胡萝卜、鸡肉和玉米，
小火慢炖。

3. 炖至食材熟透，加入枸杞和适量盐，继续炖
煮几分钟即可。

*温馨提示：此菜能够增强体力，促进身体恢复，
提高免疫力。*

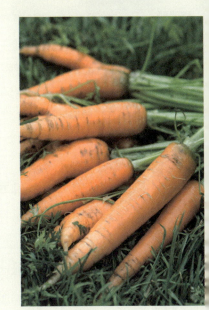

# 百合粳米鸡

**功效：** 补脾益气。

**食材：** 仔母鸡 1 只，百合 60 克，粳米 200 克，
生姜、青椒、盐、酱油各少许。

**做法：**

1. 洗净食材，将百合和粳米装入鸡腹，缝合。

2. 锅中加适量水，放入整只鸡，加少许生姜、
青椒、盐、酱油。

3. 煮至熟，开鸡腹取出百合、粳米，与鸡同食，
可更充分发挥食疗价值。

*温馨提示：此菜有补脾益气的效果，对产后虚羸、
病后虚弱、体弱少食等有良好辅助作用。*

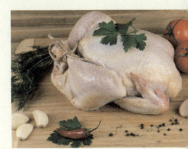

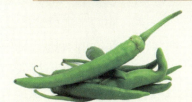

# 〖 三 〗 养胃滋阴：鸭肉

鹜肉、家凫肉、扁嘴娘肉、白鸭肉

鸭肉的肉质鲜美，不仅富含高质量蛋白，还是 B 族维生素、维生素 E，以及铁、铜、锌等多种微量元素的宝库。在烹饪上，无论是中式烹饪中的烤鸭、鸭汤，还是西式料理中的香煎鸭胸，都别具风味。

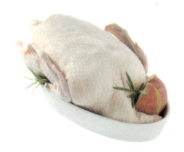

## 性味归经

性寒，味甘、咸。归脾、胃、肺、肾经。

## 功效

鸭肉具有养胃生津、滋阴润燥、清肺除热、大补虚劳、利水消肿的功效，被广泛用于治疗因肺燥引起的咳嗽痰少、咽喉干涩不适，以及阴虚阳亢所导致的头晕头痛等症状。适量食用鸭肉还能有效保护心脏健康，降低心血管疾病的风险。

## 选购保存

优质鸭肉表面光滑乳白，切开后呈粉红色。选购时，以鸭体扁圆、肌肉结实、腹腔干爽有盐霜者为佳。

买回的鸭肉，剁好洗净晾干水分，用保鲜袋装好，放入冷藏室中，一般能保存 3~5 天。如需较长时间保存，则需将鸭肉密封后放在冷冻室内。

## 人群宜忌

**宜** 适合大部分人食用，尤其是营养不良、水肿、低热、虚弱、食少、大便秘结、肺结核、慢性肾炎水肿等病症患者及月经量少的女性。

**忌** 阳虚脾弱、外感未清、便泻肠风者尽量少食。

# 白凤汤

**功效：** 滋阴补血。

**食材：** 活白鸭1只，大枣20克，参苓平胃散60克，黄酒适量。

**做法：**

1. 洗净食材，活鸭割颈取血倒入烫温的黄酒中，拌匀饮用。
2. 将鸭处理干净，在腹部放入大枣和参苓平胃散。
3. 整只鸭放入砂锅，加适量水和黄酒，小火煨煮至鸭肉熟烂。
4. 去除中药，饮汤，食鸭、大枣。

**温馨提示：** 此汤具有滋阴补血、养胃生津、补中益气的功效。

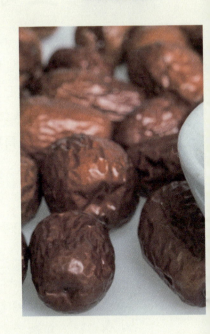

# 山药焖鸭

**功效：** 健脾养胃。

**食材：** 山药、鸭肉各300克，油、盐、姜、酱油、香菜各适量。

**做法：**

1. 洗净食材，鸭肉切小块，山药切丁。
2. 锅中注适量油，放姜片爆香，加鸭肉煎出香味。
3. 加入山药块炒匀，以酱油、盐调味。
4. 加适量水焖煮至鸭肉熟透、山药绵软即可。

**温馨提示：** 山药补脾养胃，鸭肉滋阴补血、养胃生津，两者搭配食用，能够健脾养胃。

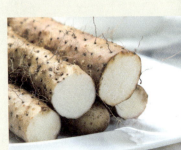

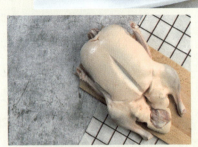

# 四 益气补血: 鸽肉

鸽肉细嫩滑口、味道鲜美，是餐桌上不可多得的一种食材，素有"无鸽不成宴，一鸽胜九鸡"之说。它富含高质量蛋白质，这些蛋白质易于被人体消化吸收，对于增强体力、促进生长发育具有显著效果。

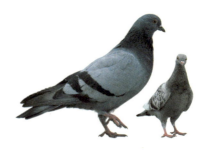

## 性味归经

性平，味咸。归肝、肾经。

## 功效

鸽肉具有益气补血、滋补肝肾、健脾安神的功效，能改善体质、增强免疫力、促进手术后的伤口迅速愈合。女性定期食用鸽肉，不仅能够调理气血、增强体质，还有助于提升性欲。此外，乳鸽肉还能有效促进皮肤的新陈代谢，使皮肤保持白皙、嫩滑、细腻。

## 选购保存

选购时，优选无鸽痘痕迹、皮肤光洁无红色充血、肉质紧密且富有弹性、无任何异味的鸽肉。

鸽肉较易变质，购买后可马上放进冰箱冷藏室保鲜。如果需要长时间保存，需擦净表面水分，放冰箱冷冻室内冷冻保存。

## 人群宜忌

宜 适于大部分人群，尤其是体虚、头晕、毛发稀疏脱落、头发早白、未老先衰、神经衰弱、记忆力减弱、贫血等病症患者。

忌 食积胃热、先兆流产、尿毒症患者尽量少食。

# 金银花鸽子汤

**功效：** 清热解毒。

**食材：** 鸽子 1 只，金银花 15 克，猪瘦肉 100
克，枸杞少许，盐、姜片、料酒、小葱
各适量。

**做法：**

1. 洗净食材，分别将鸽肉、猪瘦肉切块。
2. 高压锅内加适量水，放入鸽肉、猪瘦肉、生
姜片，淋入料酒。
3. 炖煮 1 小时，转移到陶瓷锅内，放入金银花
和枸杞。
4. 继续小火慢炖 20 分钟，加盐、葱花调味即可。

**温馨提示：** 此汤具有滋补养生、清热解暑、凉
血解毒的功效。

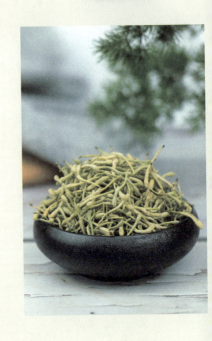

# 巴戟淮杞炖乳鸽

**功效：** 益气养血。

**食材：** 巴戟天、红枣、淮山药各 15 克，乳鸽 1
只，枸杞 5 克，盐少许，生姜几片，排
骨 150 克。

**做法：**

1. 洗净食材，分别将淮山药、乳鸽肉和排骨切
小块。
2. 炖盅内放入所有食材，加适量水，隔水炖
1 小时。
3. 待食材熟透后，加适量盐调味即可。

**温馨提示：** 此菜具有益气养血、滋补肝肾的作用，
适合气血两虚、体质虚弱的人群食用。

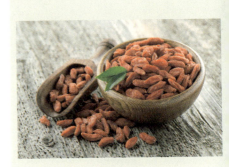

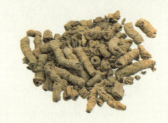

# 五 补中益气：牛肉

牛肉是人们经常食用的肉类食品之一，仅次于猪肉。牛肉蛋白质含量高，而脂肪含量低，味道鲜美，享有"肉中骄子"的美称。牛肉中的肌氨酸含量比其他食品都高，对人体增长肌肉、增强力量特别有效。

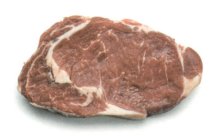

## 性味归经

性平，味甘。归脾、胃经。

## 功效

牛肉具有补中益气、强健筋骨、补血养颜、增长肌肉的功效，能改善虚损羸弱、消渴、消化不良、腰膝酸软、久病后体质虚弱等状况。经常食用牛肉，能有效提升机体的抵抗力，还有助于缺铁性贫血的治疗。

## 选购保存

选购时，优选肉质呈鲜红且有光泽，颜色均匀，脂肪洁白或乳黄色，用手按压能够快速复原的牛肉。

刚买回来的牛肉，应放入冰箱的冷藏室或冷冻室中保存。冷藏的牛肉应在2~3天内食用完毕，而冷冻的牛肉可以保存更长时间。

## 人群宜忌

宜 适于大部分人群，尤其是老年人、儿童及身体虚弱者。

忌 内热、皮肤病、肝病、肾病患者应根据具体病情和个体差异合理食用。

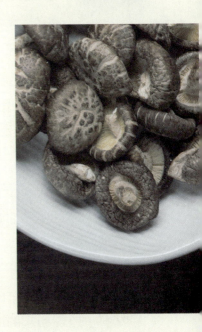

# 当归牛肉汤

**功效：** 补气养血。

**食材：** 牛肉 250 克，红枣 3 颗，香菇、当归、枸杞、盐各适量。

**做法：**

1. 洗净食材，将牛肉切小块。

2. 炖锅中加适量水，放入所有食材，大火煮至沸腾。

3. 转小火继续慢炖 2~3 小时，加盐调味即可。

**温馨提示：** 此汤能有效增强体内气血循环，特别适合血虚、面色苍白、头晕目眩等人群食用。

# 番茄牛肉汤

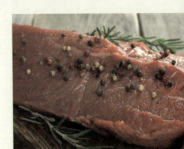

**功效：** 增强免疫力。

**食材：** 牛腱肉 200 克，胡萝卜 1 根，番茄 1 个，洋葱、姜片、盐、味精、料酒各适量。

**做法：**

1. 洗净食材，牛腱肉焯水去腥后切块，胡萝卜、洋葱去皮切块，番茄切小块。

2. 锅内加适量水，放入所有食材，淋入料酒，大火煮沸后转小火慢炖 1 小时。

3. 待食材熟透后，加适量盐、味精调味即可。

**温馨提示：** 此汤富含高质量蛋白、铁质、多种矿物质和维生素，能有效增强身体免疫力。

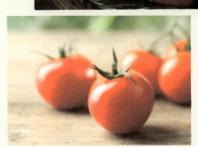

# 〖六〗益气补虚：羊肉

羊肉、羯肉

我国民间素有"冬吃羊肉赛人参，春夏秋食亦强身"之说。羊肉肉质与牛肉相似，但更为细嫩，且容易消化。羊肉的蛋白质含量高，脂肪含量低，胆固醇含量少，是冬季防寒温补的佳品。

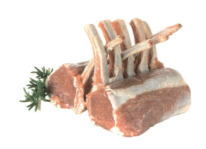

## 性味归经 02

性温，味甘。归脾、胃、肾、心经。

## 功效 03

羊肉具有益气补虚、温补脾胃的功效，能改善脾胃虚寒引起的消化不良、反胃等症状。羊肉能补肾壮阳，对于肾虚阳痿、腰膝酸软、畏寒肢冷等症状有一定的调理作用。适量食用羊肉，还能补血温经、增强免疫力、控制血脂和胆固醇水平。

## 选购保存 04

优质羊肉呈鲜红色，肉质紧实、纹理细腻。一些品种的羊肉有股很浓的羊膻味，稍远距离也能闻到。

羊肉可用保鲜膜包裹后，再使用保鲜袋或密封容器封装后放入冰箱冷冻室，一般可保存较长时间。

## 人群宜忌 05

**宜** 适合大部分人群食用，尤其是体虚胃寒、反胃者，以及中老年体质虚弱者。

**忌** 感冒发热、高血压、肝病、急性肠炎及感染病患者尽量少食。

# 当归生姜羊肉汤

**功效：** 温中补血。

**食材：** 羊肉 150 克，生姜、当归、胡椒粉、葱、料酒、盐各适量。

**做法：**

1. 洗净食材，羊肉切小块，加料酒焯水去腥。
2. 锅中加适量水，放入所有食材，大火煮至沸腾，撇去浮沫。
3. 转小火继续慢炖，直至食材熟透。
4. 加适量盐、胡椒粉调味，撒上葱花即可。

**温馨提示：** 此汤具有温中补血的功效，尤其适合体质虚弱、面色苍白、手脚冰凉的人群食用。

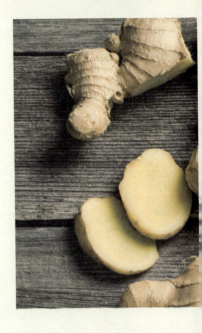

# 羊肉土豆泥

**功效：** 增强体质。

**食材：** 羊肉 200 克，熟附子片 30 克，土豆 1 个，甘草、当归各 10 克，八角、桂皮、盐、生姜各适量。

**做法：**

1. 洗净食材，羊肉切小块，土豆去皮切小块。
2. 锅中加适量水，放入所有食材，大火煮至沸腾，撇去浮沫。
3. 转小火继续慢炖，直至食材熟透，加适量盐调味，搅烂即可。

**温馨提示：** 此泥能增强体质，改善脾胃虚弱、消化不良等症状，对于肾虚引起的腰膝酸软、夜尿频繁等症状有一定的缓解作用。

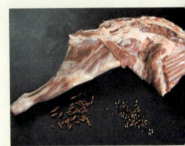

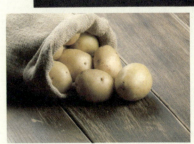

#  七 补阴益血：鸡蛋

鸡蛋是生活中常见的食材，含有大量的维生素、矿物质及有高生物价值的蛋白质，是人类最好的营养来源之一。对人而言，鸡蛋的蛋白质品质最佳，仅次于母乳。

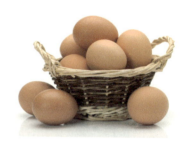

**蛋子、鸡子、鸡卵**

## 性味归经 02

性平，味甘。归脾、胃经。

## 功效 03

鸡蛋具有补阴益血的功效，可用于治疗热病烦闷、燥咳声哑等病症。鸡蛋能健脑益智，促进神经系统与身体发育，同时还能在一定程度上抵御记忆力减退。经常食用鸡蛋能促进肝细胞的再生，还可提高人体血浆蛋白量，增强机体的代谢功能和免疫功能。

## 选购保存 04

新鲜鸡蛋，蛋壳清洁、完整、有光泽，壳上有一层白霜，色泽鲜明。

鸡蛋可在 20℃左右的通风环境下保存，也可放冰箱冷藏保存。放置鸡蛋时要大头朝上、小头朝下，可延长鸡蛋的保存期限。

## 人群宜忌 05

宜 适合大部分人群食用。

忌 高热患者尽量少食，高胆固醇血症、肾脏疾病、肝炎患者根据自身病情合理食用。

# 鱼腥草炖鸡蛋

**功效：** 清热解毒。

**食材：** 新鲜鱼腥草 1 把，鸡蛋数个，盐适量。

**做法：**

1. 洗净食材，鱼腥草压榨滤其汁备用，鸡蛋打散加适量盐拌匀。

2. 鸡蛋液中加适量鱼腥草汁，打至起泡，撇去泡沫。

3. 覆上保鲜膜，上锅蒸 10 分钟即可食用。

**温馨提示：** 此菜具有清热解毒的功效，还可以增强身体的抵抗力，预防感冒和其他疾病。

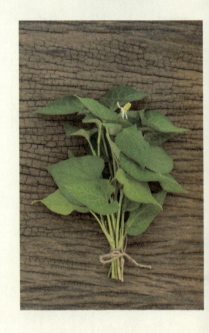

# 丝瓜鸡蛋汤

**功效：** 补充营养。

**食材：** 丝瓜 1 根，鸡蛋 2 个，猪油、葱花、盐、鸡精各适量。

**做法：**

1. 洗净食材，丝瓜去皮切片，鸡蛋打散炒熟备用。

2. 锅中放适量猪油，放入丝瓜炒匀，加适量清水。

3. 待丝瓜煮至熟软，放入炒好的鸡蛋，加适量盐和鸡精调味，撒上葱花即可。

**温馨提示：** 此汤富含优质蛋白质、维生素和矿物质，如铁、钙、钾等，对人体有很好的滋补作用。

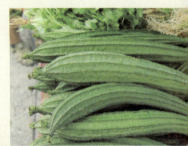

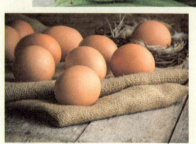

# 八 补肝明目：猪肝

血肝

猪肝营养价值颇高，是理想的补肝补血佳品。猪肝的烹饪方式多样，无论是中式菜肴中的溜肝尖、猪肝汤，还是西式料理中的煎猪肝配红酒，都别具一番风味。

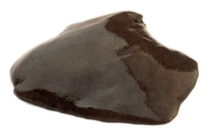

**性味归经 02**

性温，味甘、苦。归肝经。

**功效 03**

猪肝具有补肝明目的作用，能够缓解因肝血不足导致的目昏、夜盲、视物模糊等症状。猪肝能补气健脾，改善脾胃虚弱引起的食欲不振、消化不良、腹胀等症状，促进食欲、增强体质。猪肝还能补血养身，缺铁性贫血患者适量食用有助于预防和治疗贫血。

**选购保存 04**

选购猪肝时，应选深红或暗红色、有光泽的，用手按压坚实有弹性者为佳。

新鲜的猪肝用厨房纸巾吸干表面水分，放入保鲜袋，排出空气，冷冻保存，可存放 10 天左右；冷藏保存，一般可存放 2~3 天。短期保存，也可用盐水浸泡保存，该法亦能保存 2~3 天，且可在一定程度上减少血水和腥味。

**人群宜忌 05**

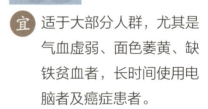
宜 适于大部分人群，尤其是气血虚弱、面色萎黄、缺铁贫血者，长时间使用电脑者及癌症患者。

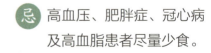
忌 高血压、肥胖症、冠心病及高血脂患者尽量少食。

# 五味子炖猪肝

**功效：** 补肝益肾。

**食材：** 五味子 15 克，猪肝 250 克，红枣 3 个，生姜 5 克，盐适量。

**做法：**

1. 洗净食材，分别将猪肝和生姜切成片状。

2. 猪肝放入沸水锅中氽煮去腥，捞出。

3. 炖盅中放入所有食材，加水炖煮 3 小时，加盐调味即可。

**温馨提示：** 五味子能补肾宁心、养阴固精，猪肝具有养肝明目的功效，两者结合食用，能补肝益肾。

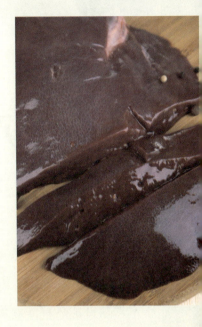

# 猪肝瘦肉粥

**功效：** 补血益血。

**食材：** 猪肝、瘦肉各 50 克，粳米 150 克，葱丝、料酒、胡椒粉、盐各适量。

**做法：**

1. 洗净食材，猪肝和瘦肉切薄片，粳米用清水浸泡 30 分钟。

2. 锅中放入粳米，加适量水，小火熬成白粥。

3. 加入猪肝和瘦肉，淋适量料酒，中火熬煮至熟。

4. 加适量盐和胡椒粉调味，撒上葱丝即可。

**温馨提示：** 猪肝瘦肉粥具有显著的补血作用，能够预防和治疗缺铁性贫血。

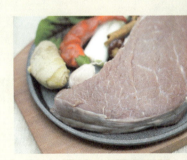

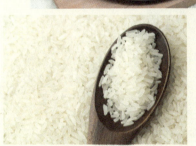

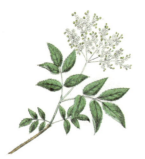

# 第六章
# 水产的养生妙方

水产的蛋白质含量远超一般肉类，有的甚至高出 20 倍以上，这一特性凸显了其极高的营养价值与养生功效。中医认为，水产能够清热解毒、滋阴润燥，能改善人体内环境、调节阴阳平衡。虽然水产营养丰富，但性偏寒凉，脾胃虚寒者及外邪未清者应少食。

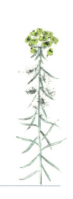

## 一 健脾养胃：鲤鱼

白鲤、黄鲤、赤鲤

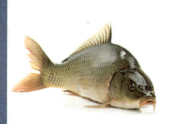

鲤鱼生长于淡水湖泊，肉质细嫩，味道鲜美，富含优质蛋白质、不饱和脂肪酸、维生素和矿物质等多种营养成分，是餐桌上常见的一种食材。无论是清蒸、红烧、炖煮还是制作鱼丸、鱼片，鲤鱼都能展现出其独特的风味和口感，深受食客们的喜爱。

## 性味归经 02

性平，味甘。归脾、肾、肺经。

## 功效 03

鲤鱼具有健脾养胃、消肿利尿、止咳润肺、安胎通乳、清热解毒的功效。鲤鱼的脂肪主要是不饱和脂肪酸，可以促进大脑发育，还能在一定程度上预防心血管疾病。鲤鱼的眼睛有黑发、悦颜、明目效果。

## 选购保存 04

新鲜鲤鱼的鳃片鲜红带血、无黏液、无腐臭、鳃盖紧闭。购买时，优选鱼体呈纺锤形，颜色为青黄色的鲤鱼，这样的鱼肉质较好。

鲤鱼宰杀处理干净后，擦干水分，用保鲜袋包好，放入冰箱冷藏，可保存一两天；也可放入冰箱冷冻保存，时间延长至一两个月。

## 人群宜忌 05

**宜** 适于大部分人群，尤其是食欲低下、营养不良性水肿、肾炎水肿、黄疸性肝炎、肝硬化腹水、咳喘等病症患者，以及胎动不安、妊娠水肿的女性。

**忌** 痛风患者、过敏体质者、肾功能不全者、消化系统疾病患者尽量少食。

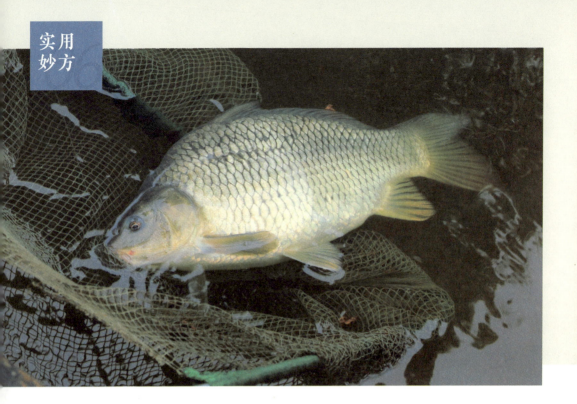

# 鲤鱼汤

**功效：**益气补血。

**食材：**鲤鱼 500 克，水发红豆 10 克，核桃 15 克，胡椒、盐各适量。

**做法：**

1. 洗净食材，将处理好的鲤鱼加水煮至沸腾。

2. 加入红豆，煮沸后转小火慢炖至鱼肉熟烂。

3. 放入核桃炖煮 2 分钟，以胡椒和盐调味即可。

**温馨提示：**此汤具有益气补血的功效，尤其适合病后康复期或产后身体虚弱、脾胃虚寒、食欲不振的人群食用，有助于促进食欲、增强脾胃功能。

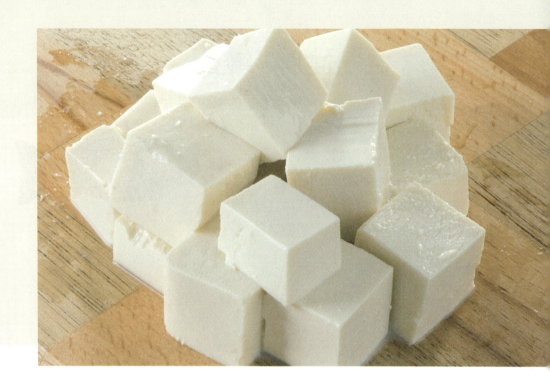

# 归芪鲤鱼汤

**功效：**补血生乳。

**食材：**大鲤鱼 1 条，当归 15 克，黄芪 50 克，豆腐 100 克。

**做法：**

1. 洗净食材，将鲤鱼处理干净，豆腐切小块。

2. 锅中加适量水，放入当归、黄芪与鲤鱼一起炖汤。

3. 待鲤鱼熟烂后，加入豆腐继续煮 5 分钟至熟即可。

**温馨提示：**此汤具有补血生乳的效果，特别适用于产后因气血虚弱而导致乳汁分泌不足的情况，亦有助于产妇恢复体质。

# 二 益气健脾: 鲫鱼

河鲫、喜头、鲫瓜子、喜头鱼

鲫鱼肉质细嫩，肉味鲜美，是深受喜爱的淡水鱼。它富含易于被人体吸收的优质蛋白，以及脂肪、磷、钙、铁、维生素A、B族维生素、维生素D、维生素E、卵磷脂等元素，可以为身体提供全面均衡的营养。

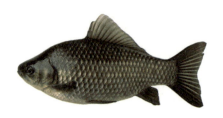

## 性味归经

性平，味甘。归脾、胃、大肠经。

## 功效

鲫鱼不仅能滋养阴血、畅通血脉、增强体质，还具有益气健脾、清热解毒、通经活络、辅助乳汁分泌及缓解风湿疼痛等功效。经常食用鲫鱼能促进大脑智力发展，有效降低胆固醇水平及血液黏稠度，预防心脑血管疾病的发生。

## 选购保存

新鲜的鲫鱼，其眼睛是凸的，并且眼球黑白分明，以体色青灰、体形健壮的为佳。

活鲫鱼直接放入水盆中，每天换水，可以存活2周左右。已经宰杀的鲫鱼应及时放入冰箱冷藏或冷冻，冷藏的鲫鱼最好在1~2天内食用，冷冻的鲫鱼建议在1个月内食用完毕。

## 人群宜忌

宜 适于大部分人群，尤其是慢性肾炎水肿、肝硬化腹水、营养不良性水肿、脾胃虚弱等病症患者，以及产后乳汁缺少者。

忌 感冒及高脂血症患者尽量少食。

# 山药炖鲫鱼

**功效：** 滋阴养血。

**食材：** 鲫鱼 1 条，山药 100 克，葱、姜、蒜各少许，山楂 3 片，料酒、盐和味精各适量。

**做法：**

1. 洗净食材，鲫鱼处理干净后用料酒和盐腌制 15 分钟，山药去皮切片。

2. 将山药铺在锅底，上面放鲫鱼，加入山楂、葱、姜、蒜和适量清水。

3. 大火烧开后转小火慢炖至熟，加适量盐和味精调味即可。

**温馨提示：** 此菜有滋阴养血的效果，适合贫血、体虚者食用。

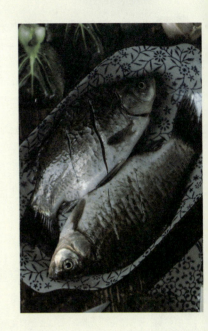

# 木瓜莲子煲鲫鱼

**功效：** 益气补虚。

**食材：** 木瓜 1 个，莲子 20 克，眉豆 20 克，鲫鱼 500 ~ 600 克，味精、盐各适量。

**做法：**

1. 洗净食材，鲫鱼处理干净，木瓜去皮切块，莲子去芯。

2. 锅中放入鲫鱼、木瓜、莲子、眉豆，加适量清水煮沸。

3. 转小火慢炖 2 小时至熟，加适量盐和味精调味即可。

**温馨提示：** 莲子、鲫鱼搭配木瓜食用，具有益气补虚的功效，还能通络下乳、利水消肿。

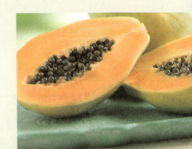

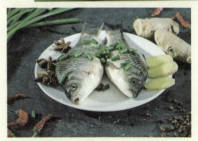

# 三 温中补虚：草鱼

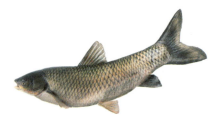

草鱼是我国淡水养殖的四大家鱼之一，广泛栖息于我国大部分地区的江河湖泊。它富含蛋白质、脂肪、钙、磷、硒、铁、维生素A、维生素C等营养物质，可以滋补身体，具备多种保健功能。

混子、鲩鱼、白鲩、鲩鱼、油鲩

## 性味归经 02

性温，味甘。归肝、胃经。

## 功效 03

草鱼具有温中补虚、补益气血、平肝祛风的功效，能缓解痹痛、降低血压、化解痰液，是温补身体、调养虚损的优选。长期适量摄入草鱼，还可以保护视力、抗衰老、养颜、预防肿瘤和心血管疾病。

## 选购保存 04

新鲜草鱼的鱼身呈青灰色，鱼鳞完整，有光泽，无掉鳞。一般挑选体形较大的为好，大一点的草鱼肉质比较紧密，口感更佳。

处理好的草鱼装入保鲜膜内，放入冰箱冷藏或者冷冻都可。冷藏条件下的草鱼应在2天内食用；由于其肌肉纤维更粗，冷冻的草鱼最好在2周内食用，防止出现肉质干硬，降低口感。

## 人群宜忌 05

**宜** 适合大部分人食用，尤其是冠心病、高血压、高血脂患者，水肿、肺结核、风湿头痛患者，以及产后乳少、体虚气弱者。

**忌** 痛风患者、出血性疾病患者、脾胃虚弱者尽量少食。

# 草鱼粥

**功效：** 滋补身体。

**食材：** 草鱼 1 条，大米 80 克，盐、味精、料酒、姜丝、葱花各适量。

**做法：**

1. 洗净食材，草鱼处理干净后切片用料酒腌制去腥。
2. 锅中加水将大米煮至五分熟，加入草鱼、姜丝煮至熟透。
3. 以适量盐、味精调味，撒上葱花即可。

**温馨提示：** 此粥富含蛋白质、维生素及多种矿物质，能为身体提供营养，滋补身体。

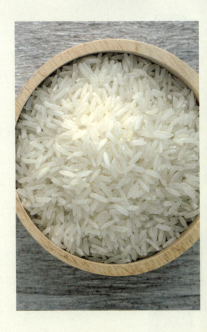

# 木瓜草鱼汤

**功效：** 增强免疫力。

**食材：** 木瓜 1 个，草鱼 1 条，姜片、盐各适量。

**做法：**

1. 洗净食材，木瓜取肉切块，草鱼处理干净。
2. 锅中注适量油，将草鱼煎至微黄，加水、姜片煮开。
3. 将鱼和汤汁放入砂锅，倒入木瓜块，小火煮至熟透，加盐调味即可。

**温馨提示：** 此汤能增强机体免疫力，使身体更加强健。

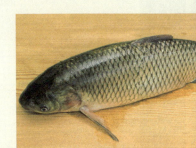

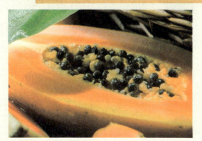

# 四　养肝补血：带鱼

带鱼肉多且细，脂肪较多且集中于体外层，味鲜美，刺较少。我国沿海均产，以东海产量最高。带鱼含蛋白质、脂肪、鸟嘌呤、镁、硒、钙、碘、维生素 $B_1$、维生素 $B_2$ 等多种营养元素。

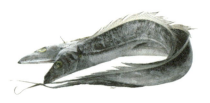

**性味归经**

性温，味甘。归肝、脾经。

**功效**

带鱼具有养肝补血、健脑益智、益脾补虚的功效，有助于缓解病后体虚、外伤出血、产后乳汁不足等症状。带鱼中的不饱和脂肪酸还能有效降低血液中的胆固醇水平，预防心血管疾病。此外，带鱼还有辅助抗癌、润肤养发、增强体质的功效。

**选购保存**

新鲜的带鱼为灰白色或银灰色、有光泽，鳞片完整且脊背上的鳍受损较少为佳。

带鱼清洗擦干后，切块加盐和料酒腌制，放入冰箱冷冻，可以长时间保存，并且能腌制入味。若不冷冻，需尽快食用。

**人群宜忌**

**宜** 适于大部分人群，尤其是老人、儿童、孕产妇，以及久病体虚、血虚头晕、营养不良及皮肤干燥者。

**忌** 有疥疮、湿疹等皮肤病，癌症、红斑狼疮、痈疖疔毒、淋巴结核、支气管哮喘等病症者尽量少食。

裙带鱼、海刀鱼、牙带鱼、刀鱼、鞭鱼、白带鱼、油带鱼

# 蒸带鱼

**功效：** 增强体质。

**食材：** 带鱼 1 条，葱、姜、料酒、盐、鱼露各少许。

**做法：**

1. 带鱼切成块状，清洗干净。

2. 带鱼块两面切十字花刀，装入盘中，加入葱、姜、料酒、盐。

3. 放入蒸笼蒸 6 分钟，蒸熟后淋上鱼露调味即可。

**温馨提示：** 带鱼富含高质量蛋白质，易于被人体消化吸收，能增强体质和免疫力。

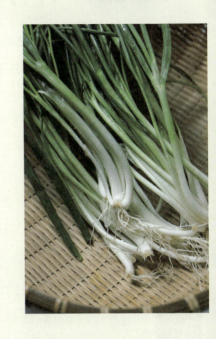

# 糖醋带鱼

**功效：** 健脑益智。

**食材：** 带鱼 1 条，葱、姜、蒜、辣椒、料酒、白糖、白醋、酱油各少许。

**做法：**

1. 洗净食材，带鱼切成块状。

2. 带鱼下锅炸至两面金黄，加入以上调料翻炒。

3. 炒至水干、食材熟透，撒上葱花即可食用。

**温馨提示：** 带鱼有健脑益智的功效，有助于保护神经系统健康，预防老年痴呆。

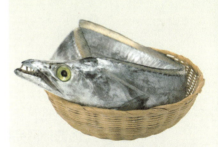

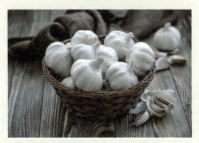

# 五 补肾壮阳：虾

虾属节肢动物甲壳类，种类很多，包括青虾、河虾、草虾、小龙虾、对虾、明虾等。它富含高质量蛋白和虾青素等有益成分，热量低，深受健身、爱美人士喜爱。

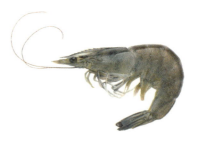

## 性味归经

性温，味甘、咸。归脾、肾经。

## 功效

虾具有补肾壮阳、强健骨骼的功效，能增强人体的免疫力、提升性功能。它还可以有效降低血液中的胆固醇水平，对预防高血压及心肌梗死等心血管疾病具有积极作用。此外，虾皮有一定的镇静作用，常被用于辅助治疗神经衰弱、植物神经功能紊乱等症状，有助于缓解紧张情绪。

## 选购保存

选购时，优选外形完整无损、呈青绿色泽、外壳坚硬光亮、无斑点变色的虾。头体紧密相连、不易分离，透明部分细嫩饱满、无黏液异味者为佳。

处理好的虾放入保鲜袋，挤出袋内空气后密封，放冰箱冷冻保存，可保持虾肉的口感。

## 人群宜忌

**宜** 适合大部分人群食用，尤其是孕妇，男性肾虚阳痿、不育者，以及腰脚虚弱无力、小儿麻疹、水痘等病症患者。

**忌** 高脂血症、皮肤疥癣、急性炎症、过敏性鼻炎、支气管哮喘等病症患者尽量少食。

# 鲜虾粥

**功效:** 滋补益气。

**食材:** 鲜虾 300 克,粳米 100 克,盐、胡椒粉、生姜丝、白糖、葱末各适量。

**做法:**

1. 洗净食材,虾去虾线,加生姜丝、白糖、盐、胡椒粉腌制。

2. 砂锅中放入粳米、鲜虾,加适量水,熬粥。

3. 待食材熟透,加适量盐调味,撒上葱末即可。

**温馨提示:** 鲜虾粥味道鲜美,营养丰富,易于消化吸收,具有滋补益气的功效。

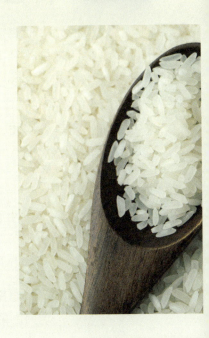

# 白灼虾

**功效:** 增强免疫力。

**食材:** 鲜虾 200 克,葱段、姜、芫荽各少许,芥末酱、料酒各适量。

**做法:**

1. 洗净食材,去除虾线。

2. 将虾放入沸水中,加葱、姜、料酒,烫熟后捞出。

3. 虾摆入盘中,以芫荽装饰,并用小碟盛少量芥末酱佐餐即可。

**温馨提示:** 白灼虾能增强免疫力,促进机体产生抗体,提高抗病能力。

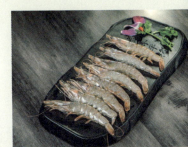

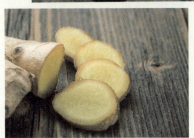

# 六 降压消肿: 海蜇

海蜇形如一顶降落伞，也像一个白蘑菇。形如蘑菇头的部分是海蜇皮，伞盖下像蘑菇柄一样的口腔与触须是海蜇头。海蜇的营养价值丰富，蕴含蛋白质，钙、碘、硒等矿物质，以及多种对人体有益的维生素。

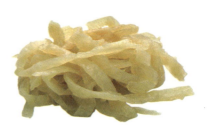

## 性味归经

性平，味咸。归肝、肾经。

## 功效

海蜇具有降压消肿、软坚散结、活血化瘀、清热化痰的功效，能辅助降低血压，缓解气管炎、哮喘、胃溃疡及风湿性关节炎等，并有助于肿瘤的预防与治疗。常食用海蜇还能帮助清除体内尘埃积聚，净化肠胃，从而维护身体的整体健康状态。

## 选购保存

优质海蜇皮呈白色或淡黄色、有光泽感，形态完整无残缺，肉质厚实有韧性，无腥臭。

海蜇皮不沾淡水，可取一个干净的坛子，用盐将海蜇皮一层一层腌制在坛中，在最上面一层多撒点盐，最后密封好坛子，可以保存1个月。

## 人群宜忌

宜 适合大多数人食用，尤其是多痰、哮喘、头风、风湿性关节炎、高血压、溃疡等病症患者。

忌 急性肝炎、肾衰竭、甲状腺功能亢进、慢性肠炎患者尽量少食。

# 海蜇胡萝卜瘦肉汤

**功效：** 滋阴化痰。

**食材：** 胡萝卜 150 克，香菇 30 克，马蹄、海蜇头各 100 克，猪瘦肉 150 克，盐适量。

**做法：**

1. 洗净食材，胡萝卜、马蹄去皮切小块，猪肉切片。

2. 海蜇头清水浸泡后，放入沸水中氽煮捞出。

3. 瓦煲内加适量水，放入所有食材，大火煮沸后转小火慢煲。

4. 待食材煲至熟透后，加适量盐调味即可。

**温馨提示：** 此汤具有滋阴润燥的功效，能缓解因阴虚引起的各种症状，如口干、咽干、皮肤干燥等。

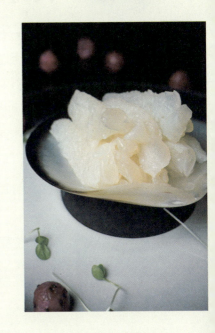

# 芝麻苦瓜拌海蜇丝

**功效：** 清热解毒。

**食材：** 海蜇 100 克，苦瓜 1 根，白芝麻、香油、白醋、盐各适量。

**做法：**

1. 洗净食材，分别将苦瓜和海蜇切成丝状。

2. 将苦瓜丝和海蜇丝放入沸水锅中焯水捞出。

3. 碗中加适量白芝麻、香油、白醋、盐，搅匀成调味汁。

4. 将调味汁均匀撒在海蜇丝和苦瓜丝上，拌匀即可。

**温馨提示：** 此菜具有清热解毒的功效，能够缓解热邪引起的不适症状。

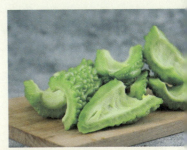

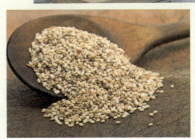

# 七 利尿消肿：紫菜

紫英、索菜、灯塔菜

紫菜偏好栖息于潮间带区域，那里风浪汹涌，潮流不息，且富含丰富的营养盐，为紫菜的茁壮成长提供了得天独厚的环境。紫菜富含粗蛋白，多种维生素，碘、钙、铁等矿物质，以及藻类特有的藻胆蛋白，营养价值高。

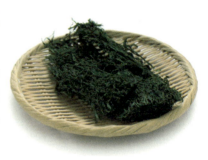

## 性味归经 02

性寒，味甘、咸。归肺经。

## 功效 03

紫菜具有化痰散结、清热排毒、利水消肿、滋养肾脏、安定心神的功效，还可以降低血清胆固醇，预防高血脂和动脉粥样硬化等心血管疾病。适量食用紫菜能预防和治疗缺碘性甲状腺肿大，增强记忆力、维持骨骼健康和牙齿坚固。

## 选购保存 04

选购时，优选紫褐色或紫红色、光泽度好、厚薄均匀、无杂质的紫菜，同时应有独特清香味，无异味或海水腥味。

紫菜一般存放于干燥处即可。新鲜紫菜洗净并沥干水分，需放入冷藏室中保存。

## 人群宜忌 05

宜 适合大多数人食用，尤其是淋巴结核、淋病、胃溃疡、夜盲症、阳痿、头皮屑增多者。

忌 痛风性关节炎、结石、甲状腺功能亢进者尽量少食。

# 紫菜猪骨汤

**功效：** 补钙壮骨。

**食材：** 干紫菜 50 克，猪骨 200 克，葱、姜、蒜、盐和胡椒粉各适量。

**做法：**

1. 洗净食材，生姜、葱切末，猪骨剁小块焯水去腥。

2. 锅中烧油，下葱、姜、蒜末爆香，加适量清水，放入猪骨煲 40 分钟。

3. 放入紫菜，待其在锅中散开后，加入调料，中火滚透即可。

**温馨提示：** 此汤具有补钙壮骨的功效，能有效预防骨质疏松，特别适合儿童、老年人及骨质疏松者食用。

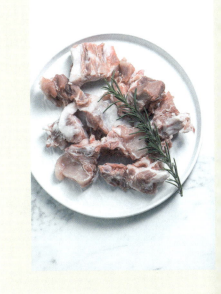

# 紫菜冬瓜汤

**功效：** 利水消肿。

**食材：** 紫菜 10 克，冬瓜 200 克，姜片少许，盐适量。

**做法：**

1. 洗净食材，冬瓜去皮切成块状。

2. 锅中加适量水，放入冬瓜、紫菜，加姜片，大火烧开后转小火慢煲至熟。

3. 加适量盐调味即可。

**温馨提示：** 此汤具有利水消肿的功效，有助于预防水滞留和减少身体浮肿的发生。

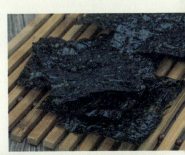

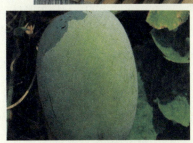

# 八 清热降压：海带

海带通体橄榄褐色，干燥后变为深褐色、黑褐色，上附白色粉状盐渍。它不仅碘元素极为丰富，还蕴含蛋白质、维生素A、藻多糖等多种营养物质。从海带中提炼出的碘与褐藻酸，被广泛应用于医药、食品和化工领域。

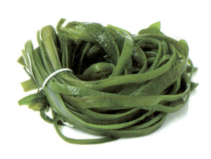

## 性味归经 02

性寒，味咸。归肝、胃、肾经。

## 功效 03

海带具有化痰散结、清热解毒、消除水肿、辅助降低血压的功效，还能预防及治疗夜盲症、维护甲状腺功能。研究显示，海带中的某些成分可抗癌，尤其对乳腺癌有抑制作用。经常食用海带还有助于控血糖，对糖尿病患者有益。

## 选购保存 04

选购时，优选形体完整、叶片肥厚、无异味的海带。

海带洗净晾干后密封保存。或将吃不完的海带沥干水，每几张铺在一起卷成卷，用保鲜袋密封，放冰箱中冷冻保存，此法可保存3天。

## 人群宜忌 05

宜 适合多数人食用，尤其是甲状腺肿大、高血压、冠心病、动脉粥样硬化、急性肾衰竭、脑水肿患者。

忌 甲状腺功能亢进患者尽量少食。

# 豆腐海带汤

**功效：** 预防甲状腺肿大。

**食材：** 豆腐 100 克，海带 30 克，冬瓜块、姜末、
盐各适量。

**做法：**

1. 洗净食材，豆腐切块，海带切成丝状。

2. 锅中烧油，下姜末爆香，放入豆腐、海带和
冬瓜块，加适量清水。

3. 大火煮沸后转小火慢煮至熟，加适量盐调味
即可。

**温馨提示：** 此汤能维持甲状腺的正常功能，预
防甲状腺肿大。

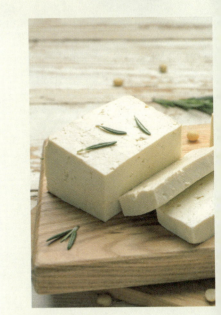

# 海带猪骨汤

**功效：** 增强体质与免疫力。

**食材：** 海带 50 克，猪骨 1 根，料酒、盐、
胡椒粉各适量。

**做法：**

1. 洗净食材，海带切成丝，猪骨切块焯水沥干。

2. 猪骨倒入锅中过一遍热油，捞出控油。

3. 锅中加适量清水和料酒，放入猪骨大火煮沸
后转小火煮 20 分钟。

4. 加入海带，煮至食材全熟，加适量盐、胡椒
粉调味即可。

**温馨提示：** 此汤可以提高免疫力，增强身体素质。

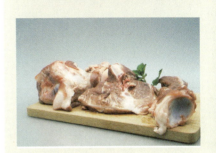

## 第三篇
# 药养精粹——药材养生方

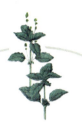

中草药以其独特的药性与功效，成为调理身体、预防疾病、延年益寿的宝贵资源。每一味中草药都蕴含着大自然的精华与生命的奥秘，它们或温补阳气，或滋阴润燥，或活血化瘀，或清热解毒，通过科学合理搭配与食用，能够有效调节人体机能，促进阴阳平衡，增强体质，提升生命质量。

**扫码查看**

传承·AI智解本草良方
食疗·吃出健康好体质
药膳·食药搭配秘籍
云博·3D中医药互动馆

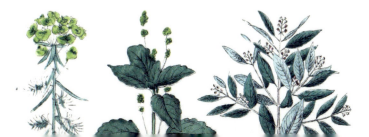

# 一 大补元气：人参

棒槌、山参、园参、神草、地精

人参自古以来便有"百草之王"的美誉，是闻名遐迩的"东北三宝"（人参、貂皮、鹿茸）之一，更被东方医学界誉为"滋阴补生、扶正固本"之极品。人参可用于提高人体免疫功能，还具有很好的药理作用，可用于多种疾病的治疗。

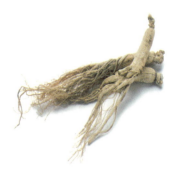

## 性味归经 02

性平，味甘、微苦。归脾、肺、心经。

## 功效 03

人参具有大补元气、复脉固脱、补脾益肺、生津养血、安神益智的功效，能够滋补身体、提升体内的正气，对于气血虚弱的病人或久病康复者尤为适用。适量进补人参还可以增强心血管健康，提升心肌耐缺氧能力。

## 选购保存 04

优质人参主根粗实、长度较长，且每支人参的下端都像树枝一样，有分叉，又称歧根，一般为两叉细枝根，但是歧根不能留太长。

常温下，人参需置于阴凉干燥处密封保存，并注意防蛀、防霉。

## 人群宜忌 05

宜 适宜身体虚弱者、气血不足者、气短者、贫血者、神经衰弱者。

忌 高血压者、孕妇、实证、热证、无体虚之人，以及儿童尽量少食。

# 人参蜜饯粥

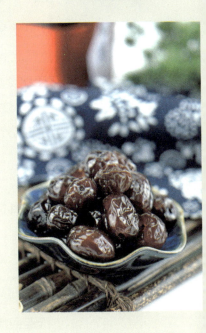

**功效：** 滋补润肺。

**食材：** 人参 5 克，大米 80 克，蜜枣 10 克，白糖少许。

**做法：**

1. 洗净食材，人参加 1500 毫升水煮沸。
2. 倒入大米，大火煮开，转小火煮 25 分钟至粥稠。
3. 加入蜜枣，关火闷 5 分钟，加白糖调味即可。

*温馨提示：人参补脾益肺，蜜枣擅长清心润肺、增益气血，两者搭配，能够滋补润肺。*

# 人参三七饮

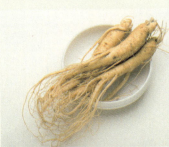

**功效：** 补中益气。

**食材：** 人参 8 克，三七末 3 克。

**做法：**

1. 人参洗净后，放入炖盅隔水蒸熟。
2. 取人参汁，倒入三七末，混匀即可。

*温馨提示：人参补中益气，三七散瘀止血、消肿定痛，两者搭配饮用，增强补中益气的功效。*

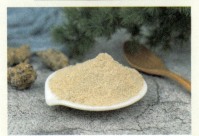

# 二 补气固表：黄芪

黄芪自古以来便是中医传统药材中的瑰宝，被誉为"补气之长"。其根部是入药的主要部分，通常在秋季采挖后晒干切片使用。黄芪富含多糖、黄酮类化合物、氨基酸及微量元素等多种活性成分，药用价值高。

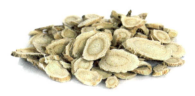

北芪、绵芪、口芪、西黄芪

## 性味归经 02

性温，味甘。归脾、肺经。

## 功效 03

黄芪具有补气升阳、固表止汗、利水消肿、生津养血、行滞通痹、托毒排脓、敛疮生肌的功效，能有效治疗气虚乏力、食少便溏、中气下陷、久泻脱肛等症状。适量食用黄芪不仅能提升机体的免疫功能，还能促进排尿、延缓衰老。

## 选购保存 04

优质黄芪，质硬坚韧、不容易折断，且断面纤维性强，断面外层为白色，中间呈黄色或淡黄色，有放射状纹理及裂缝，且味甜。

黄芪应放置在阴凉干燥处，避免潮湿和阳光直射。

## 人群宜忌 05

宜 适于脾气虚、肺气虚、气血亏虚、气滞血瘀、表虚自汗者食用。

忌 高血压、消化不良、上腹胀满和有实证、阳证等患者尽量少食。

# 黄芪百合饮

**功效：** 用于治疗过敏性鼻炎。

**食材：** 生黄芪、百合各 20 克，红枣 20 个，
红糖适量。

**做法：**

1. 洗净食材，红枣去核掰两半。

2. 锅中加适量水，倒入黄芪、百合、红枣，煎煮。

3. 待食材熟透后，加适量红糖调味即可。

**温馨提示：** 建议每日分 2 次服用，喝汤，吃百合、红枣。发作时，连续服用 2~3 天，通常能感受到显著效果。季节交替时服用，有预防复发的效果。

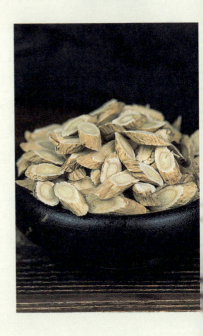

# 黄芪补血鸡汤

**功效：** 补肝养肾。

**食材：** 当归、黄芪各 25 克，乌鸡腿 1 只，盐适量。

**做法：**

1. 洗净食材，乌鸡腿切块放沸水中焯煮捞出。

2. 锅中放入所有食材，加 1800 毫升水，大火烧开后转小火煮 25 分钟。

3. 待食材熟透后，加适量盐调味即可。

**温馨提示：** 此汤能补肝养肾、补血活血、调经止痛。长期适量饮用此汤，有助于改善肝肾功能，增强体质。

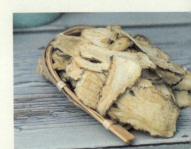

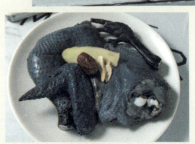

# 三 滋阴补血: 阿胶

阿胶由驴皮去毛后熬制而成，是传统的滋补上品、补血圣药。它含有丰富的胶原蛋白，水解可得明胶、蛋白质及多种氨基酸，尤其适合女性食用。阿胶的食用方法多样，可以直接食用、冲服，也可煮粥、炖汤、蒸蛋羹等。

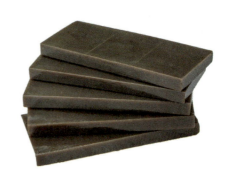

傅致胶、盆覆胶、驴皮胶

## 性味归经 02

性平，味甘。归肺、肝、肾经。

## 功效 03

阿胶具有滋阴补血、润燥止血的功效，对女性而言，能有效改善血虚所致的面色萎黄、气血不足引发的头晕乏力等症状，在调理月经不调方面同样效果显著。对于更广泛的人群，阿胶有助于改善贫血，缓解疲劳，增强机体免疫力，辅助调养眩晕心悸、肌萎无力等症状。

## 选购保存 04

优质阿胶，块形规整，色呈黑褐或棕黑，光亮平滑。其碎片呈半透明状，硬脆易碎。正品用热水溶化后，呈红茶色，清澈透明；伪品则浑浊或有沉淀、油状物。

阿胶应存放在阴凉、干燥、通风的环境中，避免阳光直射和高温潮湿。

## 人群宜忌 05

宜 适于气血亏虚、阴虚内热者，血虚人群，肺燥咳嗽者食用。

忌 体质偏热者、感冒发热者、脾胃虚弱者、高血压者尽量少食。

# 阿胶红枣粥

**功效：** 补血养颜。

**食材：** 阿胶 15 克，红枣 10 颗，大米 100 克。

**做法：**

1. 洗净食材，红枣去核掰两半。

2. 锅中加适量水，放入阿胶、红枣、大米，熬煮成粥。

3. 待煮至粥稠、软烂，盛出趁热服用。

**温馨提示：** 此粥能改善贫血症状，使面色红润有光泽。

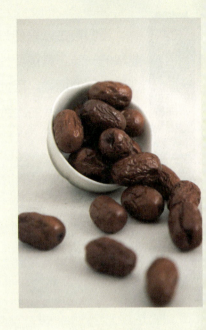

# 莲子阿胶糯米饭

**功效：** 补血养血。

**食材：** 莲子 30 克，阿胶 10 克，糯米 100 克。

**做法：**

1. 洗净食材，莲子去芯，用沸水浸泡。

2. 煮糯米饭，待糯米饭快熟时，加入莲子。

3. 将阿胶敲碎研成细末，均匀地撒在糯米饭和莲子上。

4. 待阿胶溶化，即可食用。

**温馨提示：** 阿胶补血养血，糯米补中益气，与莲子结合食用，共同发挥补血养血、益气健脾的作用。

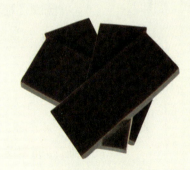

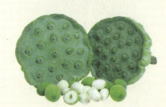

# 四 补血活血：当归

干归、西归、云当归、秦归

当归自古以来便是众多宫廷御用中药方剂中不可或缺的一味，其重要性甚至到了"十方之中，九方必含当归"的境地，因此被尊崇为"药中之王"，更被誉为"血中圣品"。当归多用于煲汤，适合贫血患者。

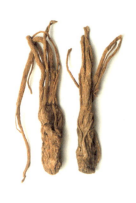

## 性味归经 02

性温，味甘、辛。归心、肝、脾经。

## 功效 03

当归具有补血活血、调经止痛、润肠通便的功效，常用于治疗月经不调、血虚萎黄、心悸失眠、经闭、痛经、腹痛、崩漏等妇科与血虚相关症状，还适用于跌打损伤、皮肤疮疡、肠燥便秘等症，药用价值广泛。

## 选购保存 04

优质当归，通常会呈现出自然的土棕色或黑褐色，色泽均匀，个头中等，分枝粗大，且香气浓郁。

当归应放在干燥的密封罐中保存，避免阳光直射和潮湿环境。

## 人群宜忌 05

**宜** 适于气血不足、月经不调、闭经、痛经、头痛头晕、便秘者食用。

**忌** 体质偏热者、脾胃虚弱者谨慎食用，感冒发热者、高血压者不宜食用，儿童尽量少食。

# 归芪鸡汤

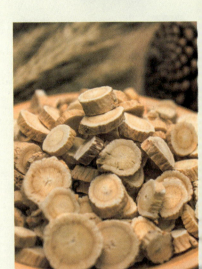

**功效：** 益气补血。

**食材：** 当归6克，黄芪6克，鸡腿1只，盐适量。

**做法：**

1. 洗净食材，鸡腿切成小块。

2. 锅中加适量水，放入鸡腿，大火煮开后加黄芪炖至七分熟。

3. 放入当归煮5分钟，加适量盐调味即可。

*温馨提示：当归补血活血，黄芪补气固表，两者结合食用，共同发挥益气补血的作用。*

# 归芪防风瘦肉汤

**功效：** 调理身体。

**食材：** 猪瘦肉150克，黄芪、生姜各20克，当归、防风各10克，大枣、枸杞、盐各适量。

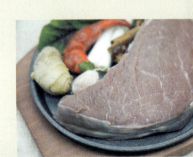

**做法：**

1. 洗净食材，猪肉切成片状。

2. 锅中加适量水，放入以上食材，大火煮沸后转小火慢炖。

3. 待食材熟透后，加适量盐调味即可。

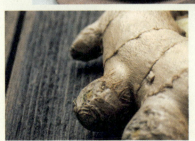

*温馨提示：此汤具有补气升阳、固表止汗、补血活血的功效，能改善气血两虚、体质虚弱等亚健康状态。*

173

# 五　补气安神：灵芝

灵芝为多孔菌科真菌灵芝的子实体，是一种珍稀药材，具有很高的药用价值。它含有多种活性成分，主要包括灵芝多糖、灵芝三萜、腺嘌呤核苷等，具有多种保健功效。

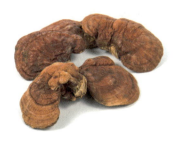

灵芝草、菌灵芝、菌芝、赤芝、黑芝

**性味归经**

性平，味甘。归心、肝、肺经。

**功效**

灵芝具有补气安神、止咳平喘、延年益寿的功效，可用于治疗眩晕不眠、心悸气短、神经衰弱、虚劳咳喘等病症。灵芝还能治疗慢性中毒、各类慢性肝炎、肝硬化、肝功能障碍，并能美白肌肤，改善血糖与心血管系统功能。

**选购保存**

优质灵芝外观完整无损，根茎粗大，质地较硬，散发独特香菇香气，无霉变及虫蛀。选购时，需关注产品成分表中多糖、三萜类等有效成分含量。

灵芝应存放在干燥、阴凉、通风处，以防止霉变和虫蛀。

**人群宜忌**

宜 适于免疫力低下、神经衰弱、气血不足、心血管疾病患者，肝脏功能不佳、长期处于高压工作状态、易疲劳的人群。

忌 体质偏热者、感冒发热者、脾胃虚弱者、儿童尽量少食。手术前后患者忌服。

# 灵芝二仁汤

**功效：** 润肺止咳。

**食材：** 灵芝 15 克，核桃仁 15 克，甜杏仁 12 克，冰糖适量。

**做法：**

1. 灵芝切碎，加水煎煮 2 次，每次煮 1 小时，取汁。

2. 将核桃仁、甜杏仁、冰糖放入锅中，加灵芝煎液。

3. 以小火煮熟即可，趁热服用。

**温馨提示：** 灵芝具有镇咳、祛痰的功效，甜杏仁能够止咳平喘、润肺通便，两者搭配食用，进一步增强了润肺止咳效果。

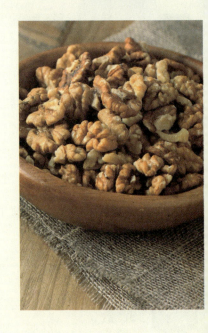

# 灵芝猪蹄汤

**功效：** 镇静安神。

**食材：** 灵芝 15 克，猪蹄 1 只，料酒、食用油、盐、葱、姜各少许。

**做法：**

1. 洗净食材，灵芝切片；猪蹄切小块，放入沸水中焯煮去腥。

2. 锅中加适量油，爆香葱姜，加入猪蹄、灵芝、料酒炒匀，倒入适量清水，大火煮沸。

3. 待食材熟透，加适量盐调味即可。

**温馨提示：** 此汤具有镇静安神的作用，能够调节神经系统，改善睡眠质量。

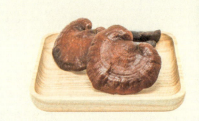

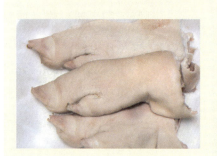

# 六 清心安神：百合

白百合、蒜脑薯、玉手炉、倒仙

百合瓣质地厚实，有光泽，且香气浓郁。它富含多种营养元素，不仅具有良好的营养滋补之功，而且还对秋季气候干燥引起的多种季节性疾病有一定的防治作用。

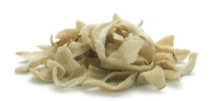

## 性味归经 02

性平，味甘、淡。归心、肺、脾、肾经。

## 功效 03

百合具有养阴润肺、清心安神的功效，常用于治疗阴虚久咳、痰中带血、虚烦惊悸、失眠多梦等症状。适量食用百合还能美容养颜、清热解毒、润肠通便，有助于改善消化不良和食欲不振的问题。

## 选购保存 04

选购时，优选外观完整无损、颜色洁白无斑、鳞片厚实紧密、触感柔软、带清香甜味的百合。

新鲜百合应存储在冰箱里；干百合应放在干燥容器内密封，放在冰箱里或干燥通风处保存。

## 人群宜忌 05

**宜** 适于体虚肺弱、慢性支气管炎、咳嗽、睡眠不宁、虚烦惊悸、失眠多梦、精神恍惚等病症患者。

**忌** 脾胃虚寒者、风寒咳嗽者、过敏体质者、孕妇尽量少食。

# 百合莲子汤

**功效：** 养心安神。

**食材：** 百合、莲子各 15 克，冰糖适量。

**做法：**

1. 洗净食材，百合温水浸泡，莲子去芯。

2. 锅中加 800 毫升水，加入百合、莲子，大火煮开。

3. 转中火继续熬煮 30 分钟，加冰糖至溶化即可。

**温馨提示：** 此汤能养心安神，辅助治疗失眠多梦、心悸健忘等症状。

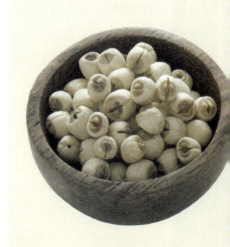

# 百合黄芩蜂蜜饮

**功效：** 润肺止咳。

**食材：** 百合 100 克，黄芩、蜂蜜各 20 克。

**做法：**

1. 洗净食材，黄芩切片与适量水煎煮 30 分钟，取汁。

2. 砂锅中加百合和适量水，大火煮沸后转小火煮至熟烂。

3. 倒入黄芩汁煮至沸，加适量蜂蜜调味，趁热饮用。

**温馨提示：** 此饮具有润肺止咳的功效，能缓解因肺热引起的咳嗽。

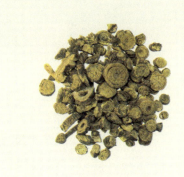

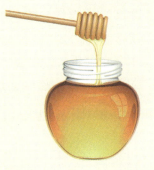

# 七 渗湿利水：茯苓

茯苓、茯灵、伏菟、松薯、松苓

茯苓是一种寄生于松树根部的真菌类植物，外形酷似甘薯，是一种常用的中草药，自古被视为"中药八珍"之一，是利水渗湿的滋补药材。除了药用外，茯苓还可以作为食材使用，常用于制作茯苓糕、茯苓饼等食品。

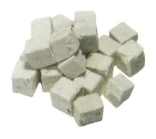

## 性味归经 02

性平，味甘、淡。归心、肺、脾、肾经。

## 功效 03

茯苓具有利水渗湿、健脾消肿、宁心安神的功效，常用于治疗水肿尿少、痰饮眩悸、脾虚食少、便溏泄泻、心神不安、惊悸失眠等症。此外，茯苓还具有一定的抗癌作用，能抑制癌细胞，防止细胞突变。

## 选购保存 04

选购时，优选外皮呈棕褐色，体重，质实，皱纹深，无裂缝，断面呈白腻色，嚼食时黏性强的茯苓。

买回来的茯苓需要密封保存，放在干燥通风的阴凉处，避免受潮发霉、阳光直射。

## 人群宜忌 05

宜 适于大多数人群，尤其是水湿内困、水肿、尿少、眩晕心悸、胃口欠佳、大便稀烂、心神不安、失眠等病症患者。

忌 阴虚火旺者、肾虚滑精者、过敏体质者、孕妇及哺乳期女性尽量少食。

# 茯苓莲子粥

**功效：** 养心安神。

**食材：** 粳米 100 克，莲子、茯苓粉各 30 克，红枣 20 克。

**做法：**

1. 洗净食材，红枣掰开去核，莲子去芯。
2. 锅中加适量水，放入粳米，大火煮沸后转小火慢炖。
3. 加入红枣、莲子，继续炖煮至粥稠、食材软烂。
4. 加入茯苓粉，拌匀即可。

**温馨提示：** 此粥具有养心安神、健脾和胃、滋阴润燥等多种功效。

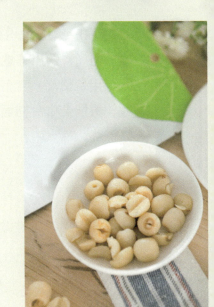

# 乌鸡茯苓汤

**功效：** 治疗气虚型月经不调。

**食材：** 乌鸡 1 只，茯苓 9 克，红枣 10 个。

**做法：**

1. 洗净食材，将茯苓和红枣放入乌鸡腹中，缝合。
2. 锅中加适量水，放入整只乌鸡，熬汤。
3. 熬至乌鸡熟烂，去除中药，食肉饮汤即可。
4. 每日 1 剂，分 2 次服完。月经前服，连服 3 剂。

**温馨提示：** 此汤能补充气血，改善身体的虚弱状态，调节气虚型月经不调。

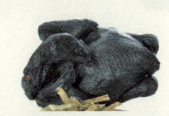

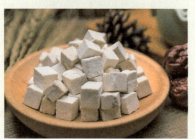

# 八 疏风清热：菊花

金精、甘菊、真菊、金蕊、簪头菊、甜菊花

菊花在我国各地均有栽培，尤以浙江、安徽、河南、四川等地所产最为著名。菊花的药用价值高，含有挥发油、菊苷、氨基酸、黄酮类化合物等多种活性成分，对人体有益。

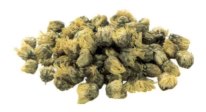

## 性味归经

性微寒，味甘、苦。归肝、肺经。

## 功效

菊花具有疏散风热、平肝明目、清热解毒的功效，常用于治疗风热感冒、头痛眩晕、目赤肿痛等症状。除此之外，菊花还能降低血压和胆固醇，预防动脉硬化和心血管疾病。

## 选购保存

选购菊花时，优选完整、饱满，颜色鲜艳且均匀，无破碎或枯萎，花托偏绿的干品。闻其味，应有淡淡花香，无刺鼻味。触感以松软顺滑者为佳，避免干硬脆的。

菊花应避光密封存于罐中，并放在干燥环境中以防受潮变质。

## 人群宜忌

**宜** 适于大多数人群，尤其是风热感冒、肝火肝阳上亢者，视物昏花、眼睛干涩者，咽喉痛者，以及血压高的人群。

**忌** 体质虚寒者、脾胃虚弱者、低血压患者、过敏体质者、孕妇及经期女性尽量少食。

# 枸杞菊花茶

**功效：** 清肝明目。

**食材：** 枸杞 8 克，菊花 5 朵。

**做法：**

1. 杯中放入枸杞和菊花，用沸水冲泡。

2. 加盖闷 15 分钟，趁热饮用。

**温馨提示：** 此茶具有清热解毒、平肝明目的作用，能够缓解眼部疲劳、干涩等眼部问题。

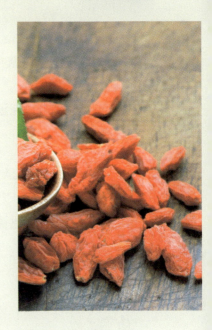

# 菊花夏枯草茶

**功效：** 清热泻火。

**食材：** 夏枯草、菊花各 15 克，冰糖适量。

**做法：**

1. 杯中放入夏枯草、菊花，用沸水冲泡。

2. 加盖闷 15 分钟，以适量冰糖调味，拌匀趁热饮用。

**温馨提示：** 夏枯草清热泻火，菊花疏散风热，两者结合，清热效果更佳。

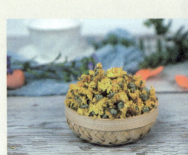

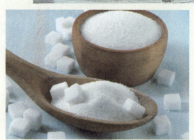

# 九 补脾和胃：红枣

红枣色鲜红或深红，肉质饱满，口感甘甜。红枣的维生素含量非常高，有"天然维生素丸"的美誉。无论是直接食用，还是泡茶、煮粥、炖汤，红枣都是不错的选择。

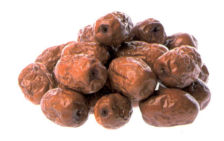

## 性味归经

性温，味甘。归心、脾、肝经。

## 功效

红枣具有补脾和胃、益气生津、养血安神、调营卫、解药毒的功效，常用于治疗脾胃虚弱、食欲不振、倦怠乏力等。此外，红枣还可以美容养颜，促进皮肤细胞代谢，防止黑色素沉着，使皮肤白皙光滑。

## 选购保存

选购时，优选果形完整，枣皮呈深红色，表皮皱褶少且痕迹较浅，轻捏饱满有弹性的红枣。

红枣应保存在干燥、通风、阴凉的环境中，避免阳光直射和高温潮湿。

## 人群宜忌

宜 适于大多数人群，尤其是气血不足、营养不良、心慌失眠、贫血头晕、哮喘、荨麻疹、过敏性湿疹、过敏性血管炎等人群。

忌 体质偏热者、糖尿病患者、湿气重者、消化不良者尽量少食。

# 红枣当归粥

**功效：** 补血调经。

**食材：** 当归 15 克，白糖 20 克，红枣 50 克，
大米 50 克。

**做法：**

1. 洗净食材，当归温水浸泡片刻捞出。

2. 当归加 200 毫升水，煎取汁液，滤去残渣。

3. 锅中注入适量水，放入大米、红枣熬粥。

4. 粥成之前，倒入当归汁和白糖，拌匀
即可。

**温馨提示：** 此粥具有补血的功效，能调理月经，
缓解痛经、闭经等问题。

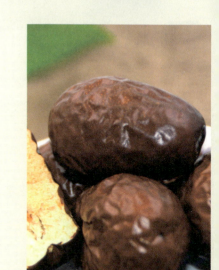

# 红枣百合桂圆粥

**功效：** 养血安神。

**食材：** 百合、桂圆各 15 克，红枣 15 枚，大米
100 克，冰糖适量。

**做法：**

1. 洗净食材，百合用温水泡软，桂圆取肉。

2. 锅中加适量水，放入大米，熬粥。

3. 待米将熟之时，放入百合、桂圆、红枣。

4. 煮沸 1 分钟后加入冰糖拌匀，待粥稠、食材
熟透即可。

**温馨提示：** 此粥具有养血安神、清心除烦的功效，
能够缓解失眠、多梦、心悸等神经衰弱症状。

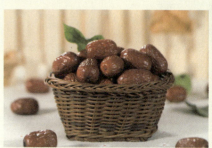

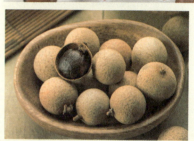

# 十 清热解毒：金银花

金银花的花朵小巧精致，色彩清新淡雅，香气宜人。它富含绿原酸、木犀草苷等多种营养成分，被广泛应用于药品、保健品及化妆品等领域。用金银花制成凉茶，还能够预防中暑。

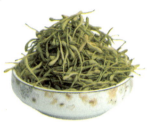

忍冬花、银花、金花、金藤花、双花、双苞花

## 性味归经 02

性寒，味苦。归肺、胃、心、大肠经。

## 功效 03

金银花具有显著的清热解毒、疏风散热的功效，常用于治疗痈肿疔疮、外感风热、温病初起、热毒血痢等。金银花还有广谱抗菌、抗炎、抗氧化的作用，对多种细菌和病毒都有显著的抑制效果。

## 选购保存 04

购买时，优先选择色泽鲜亮、花朵饱满、带自然清香、无异味或霉味的金银花。

买回来的金银花，需密封保存在干燥通风的环境，避免阳光直射。

## 人群宜忌 05

宜 适于大多数人群，尤其是肥胖症、高血脂症、高血压患者，以及冠心病和心绞痛等病症患者。

忌 体质虚寒者、脾胃虚弱者、低血压患者、过敏体质者谨慎食用，孕妇及经期女性尽量少食。

# 金银花蜂蜜茶

**功效：** 缓解外感风热症状。

**食材：** 金银花 30 克，蜂蜜适量。

**做法：**

1. 金银花放入杯中，倒适量开水冲泡。

2. 盖上杯盖，闷 15 分钟。

3. 稍凉凉，加适量蜂蜜拌匀，即可饮用。

**温馨提示：** 此茶具有清热解毒的功效，能缓解
外感风热或温病初起时出现的身热头痛等症。

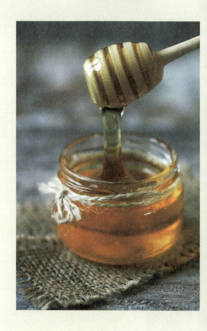

# 金银花莲子汤

**功效：** 辅助治疗急性盆腔炎。

**食材：** 金银花、牡丹皮各 30 克，莲子、白砂糖
各 50 克。

**做法：**

1. 洗净食材，金银花和牡丹皮水煎取汁，滤去
残渣。

2. 锅中倒入金银花与牡丹皮汁，加莲子煎煮。

3. 待莲子煮至熟烂，加适量白糖拌匀即可。

**温馨提示：** 金银花清热解毒，莲子健脾止泻，
两者结合煮汤食用，能辅助治疗急性盆腔炎。

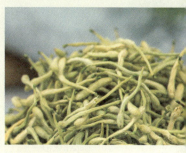

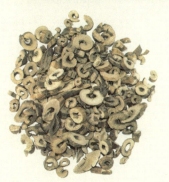

# 十一　补肝明目：枸杞

枸杞颜色鲜红或暗红，肉质柔软，含有大量的蛋白质、氨基酸、维生素和铁、锌、磷、钙等人体必需的营养成分，是一种常见的养生佳品。枸杞可直接嚼食、泡水饮用，也可煮粥、炖汤、泡酒或作为烹饪调料使用。

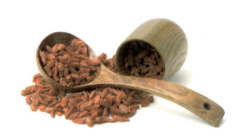

## 性味归经

性平，味甘。归肝、肾经。

## 功效

枸杞具有补肝明目、润肺止咳、延缓衰老的功效，可用于治疗肝肾阴亏、腰膝酸软、头晕、目眩、目昏多泪、虚劳咳嗽、消渴、遗精等多种病症。枸杞还具有抗氧化、抗炎、调节血脂的作用，其内含的某些成分有助于利尿、降压、保肝。

## 选购保存

购买枸杞时，优选粒大、肉厚、种子少、色红、质柔软者。优质的枸杞没有刺鼻的味道，手摸无掉色现象。

枸杞应密封保存，放置于通风、干燥且阴凉的地方，避免阳光直射和高温环境。

## 人群宜忌

**宜** 适于大多数人群，尤其是肝肾不足、长期用眼、免疫力低下、体质虚弱者。

**忌** 脾虚便溏、痰湿体质、外邪实热、脾胃虚弱者，以及糖尿病患者尽量少食。

# 枸杞百合粳米汤

**功效：** 明目润燥。

**食材：** 枸杞 30 克，百合 30 克，竹沥 100 克，
粳米 100 克。

**做法：**

1. 洗净食材，百合用温水泡软备用。

2. 锅中加适量水，放入粳米、枸杞、百合、竹沥，
大火煮开。

3. 待食材熟透后，趁热服用即可。

**温馨提示：** 此汤具有明目润燥的功效，有助于
缓解眼睛干涩、视力模糊等问题。

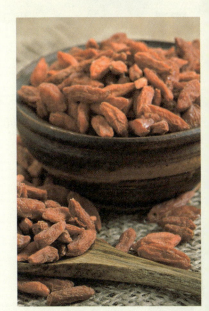

# 杞菊决明子茶

**功效：** 降低血压。

**食材：** 决明子 10 克，枸杞 1 小勺，菊花 5 朵。

**做法：**

1. 洗净食材，决明子放锅中小火炒出香味，直
至听到"噼啪"响声。

2. 杯中加入炒决明子、枸杞、菊花，加开水冲泡。

3. 盖上杯盖，闷 15 分钟即可饮用。

**温馨提示：** 此茶能降低血压、清热解毒、平肝
明目。

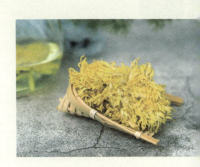

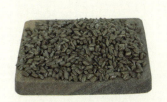

# 十二　补中益气：党参

党参被誉为"补气之王"，富含多种对人体有益的活性成分，如皂苷类、多糖类物质，挥发油及多种微量元素，是不可多得的滋补佳品。党参可泡茶饮用，亦可与其他中药材配伍，如与黄芪、白术等搭配。

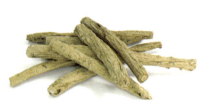

## 性味归经

性平，味甘。归脾、肺经。

## 功效

党参具有补中益气、健脾的功效，常用于治疗脾肺虚弱、气短心悸、食少便溏、虚喘咳嗽、内热消渴、气血两亏、体倦无力等症。此外，党参还有增强免疫力、扩张血管、降压、改善微循环、增强造血功能等作用。

## 选购保存

党参以根条肥大、粗实、皮紧、横纹多、味甜者为佳。

日常生活中，应将党参置于干燥通风的环境中保存，避免阳光直射和潮湿的环境。

## 人群宜忌

宜 适于大多数人群，尤其是脾胃虚弱、肺虚咳喘、气血不足、免疫力低下者。

忌 肝肾功能严重不全者，胃炎、高血压、糖尿病患者，内热体质者谨慎食用；感冒发热者及儿童不宜食用。

# 参芪母鸡

**功效：** 益气健脾。

**食材：** 老母鸡 1 只，党参、黄芪、山药、红枣各 50 克，黄酒适量。

**做法：**

1. 洗净食材，老母鸡处理干净，加黄酒腌制。

2. 将党参、黄芪、山药、红枣摆在母鸡四周，隔水蒸熟。

3. 待食材熟透后，分数次服食。

**温馨提示：** 此菜具有益气健脾的功效，还能增强身体免疫力。

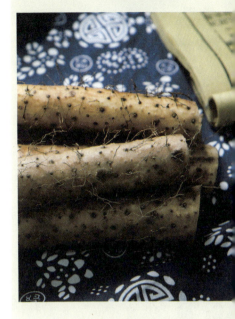

# 党参无花果炖猪瘦肉

**功效：** 补气养血。

**食材：** 党参 20 克，无花果 100 克，猪瘦肉 200 克，食盐少许。

**做法：**

1. 洗净食材，猪瘦肉切薄片。

2. 炖锅中加适量水，放入党参、无花果、猪瘦肉，大火烧开后转小火慢炖。

3. 待食材熟透后，加适量盐调味即可。

**温馨提示：** 党参与猪瘦肉一同炖煮，能够补气益血、增强体质。

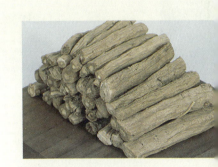

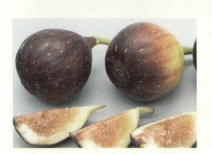

# 十三　养血祛风：何首乌

何首乌的块根为长椭圆形，黑褐色，含有丰富的活性成分，如大黄素、大黄酚、卵磷脂等，具有多种药理作用。需要注意的是，何首乌含有一定的毒性，一般不建议使用生何首乌，日常生活中应使用经过炮制的制何首乌。

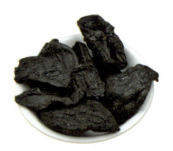

地精、首乌、陈知白、夜交藤、紫乌藤、马肝石

## 性味归经 02

性微温，味苦、甘、涩。归肝、肾经。

## 功效 03

何首乌具有补肝益肾、养血祛风的功效，常用于治疗肝肾阴亏、发须早白、血虚头晕、腰膝软弱、筋骨酸痛、遗精等症。炮制过的何首乌能补肝肾、益精血、乌须发、壮筋骨，可用于治疗眩晕耳鸣、须发早白、腰膝酸软、肢体麻木、神经衰弱、高血脂症。

## 选购保存 04

优质的何首乌，外表面、断面均带红棕色，且断面有云锦状花纹。选购时，以体重、质坚实、粉性足者为佳。

何首乌应存放在阴凉干燥处，避免阳光直射和潮湿环境。

## 人群宜忌 05

宜　适于肝肾亏虚者，疟疾、便秘、疮痈及皮肤病患者。

忌　肝火旺盛、脾胃虚弱、大便便溏及有湿痰者尽量少食，孕妇慎用。

# 何首乌鲤鱼汤

**功效：** 养血安神。

**食材：** 何首乌 15 克，黑豆 30 克，鲜鲤鱼 1 条，
陈皮末、盐、味精各适量。

**做法：**
1. 洗净食材，鲤鱼处理干净、切块，何首乌
切片，黑豆泡发。
2. 砂锅加适量水，放入何首乌、黑豆、鲤鱼，
炖煮 1 小时。
3. 直至鱼肉熟烂、汤色浓郁，加适量盐和味精
调味即可。

*温馨提示：此汤具有养血安神的效果，长期食
用有益健康，尤其适合失眠者。*

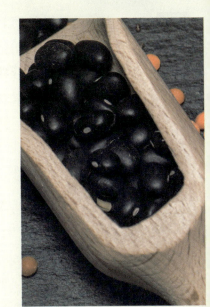

# 淡菜何首乌鸡汤

**功效：** 养血滋阴。

**食材：** 淡菜 50 克，何首乌 10 克，陈皮 7 克，
鸡腿 180 克，姜片、料酒、盐各适量。

**做法：**
1. 洗净食材，鸡腿切块焯水去腥。
2. 砂锅加适量水，放入淡菜、何首乌、陈皮、
鸡腿、姜片、料酒。
3. 大火烧开后转小火煮 30 分钟，至食材熟透，
加盐调味即可。

*温馨提示：此汤具有养血滋阴、滋补肝肾、调
理气血的效果，适合需要滋补身体、改善体质
的人群食用。*

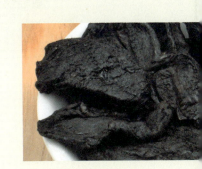

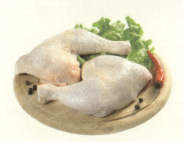

# 十四　补气养阴: 黄精

老虎姜、鸡头参、黄鸡菜

黄精是一种珍贵的中草药材，以根茎入药。它富含多种活性成分，如黄精多糖、皂苷，多种氨基酸和微量元素，这些成分共同作用，有助于增强体质。在日常生活中，黄精常以泡水、煮粥、炖汤或泡酒等形式食用。

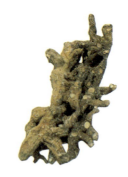

## 性味归经 02

性平，味甘。归脾、肺、肾经。

## 功效 03

黄精具有补气养阴、益肾填精、润肺止咳、益气健脾的功效，对于肾阴不足、腰膝酸软、肺燥咳嗽、食欲不振、消化不良等症状有明显的改善作用。黄精还能降低血糖水平，减轻胰岛素抵抗，改善糖代谢，适合糖尿病患者食用。

## 选购保存 04

优质的黄精，颜色鲜黄，断面呈白色或淡黄色，个头饱满，肉质肥厚。

黄精应密封存放在阴凉、干燥、通风的地方，避免阳光直射和潮湿环境。

## 人群宜忌 05

宜 适于体质虚弱、脾胃虚弱、肺虚燥咳、肾虚精亏者。

忌 孕妇，感冒发热、中寒泄泻、痰湿痞满气滞者尽量少食。

# 黄精山药鸡汤

**功效：** 滋阴补虚。

**食材：** 鸡腿 720 克，去皮山药 100 克，黄精、
红枣、盐、鸡精、料酒各适量。

**做法：**

1. 洗净食材，山药切滚刀块，鸡腿切块加料酒
焯水去腥。

2. 砂锅加适量水，放入鸡腿、红枣、黄精，淋
入料酒。

3. 大火烧开后转小火炖 30 分钟，至食材七成
熟，加山药继续煮 20 分钟。

4. 加入适量盐和鸡精调味，拌匀即可。

**温馨提示：** 此汤具有滋阴补虚的功效，能够有
效改善人体阴虚火旺的症状，增强体质。

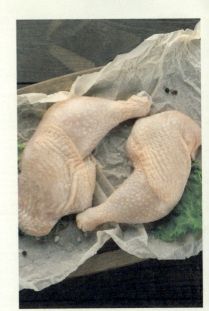

# 黄精瘦肉汤

**功效：** 养血滋阴。

**食材：** 黄精 20 克，猪瘦肉 200 克，葱、姜、
盐、料酒各适量。

**做法：**

1. 洗净食材，瘦肉切薄片。

2. 砂锅中加适量水，放入瘦肉、黄精、姜片，
淋入料酒。

3. 大火烧开后转小火煮 30 分钟，至食材熟透，
加盐调味，撒上葱花即可。

**温馨提示：** 此汤具有养血滋阴的作用，对于血虚、
阴虚体质的人群有很好的滋补效果。

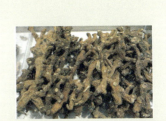

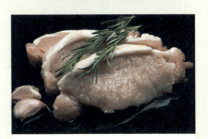

# 十五 补肾壮阳：鹿茸

鹿茸为雄性梅花鹿或马鹿未骨化而带茸毛的幼角，自古以来便享有"东北三宝"之一的美誉。其采集过程极为讲究，需在每年春季或初夏，雄鹿新生幼角尚未骨化时进行，因此尤为珍贵。鹿茸的脂溶性成分中含有的雌二醇及其代谢物雌酮起类似雌激素作用。

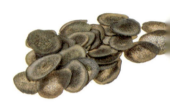

斑龙珠、黄毛茸、马鹿茸、青毛茸

## 性味归经 02

性温，味甘、咸。归肾、肝经。

## 功效 03

鹿茸具有补肾壮阳、益精血、强筋骨、调冲任、托疮毒的功效，常用于治疗阳痿滑精、宫冷不孕、腰膝酸痛、虚劳羸瘦、畏寒、眩晕耳鸣、耳聋等症。它还能增加机体对外界的防御能力，调节体内的免疫平衡，起到强壮身体、抵抗衰老的作用。

## 选购保存 04

优质的鹿茸，质硬而脆、气微腥、味咸，且皮茸紧贴不易剥离。

鹿茸用细布包好，放入樟木箱或皮箱内密封，置于阴凉干燥处保存，最好拌入少量花椒以防蛀。

## 人群宜忌 05

宜 适于中老年人，以及畏寒怕冷、体质虚弱、性功能衰退者。

忌 孕妇，感冒发热、高血压患者，以及热性体质者尽量少食。

# 鹿茸茶

**功效：** 补肾壮阳。

**食材：** 鹿茸 3 克。

**做法：**

1. 杯中放入鹿茸片，加适量开水冲泡。

2. 盖上杯盖，闷 10 分钟。

3. 揭开盖，趁热服用即可。

**温馨提示：** 鹿茸是补肾阳的佳品，能缓解因肾阳虚引起的腰膝酸软、畏寒肢冷、阳痿早泄等症状。

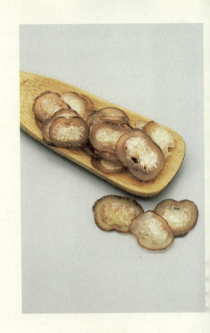

# 鹿茸炖乌鸡

**功效：** 补气养血。

**食材：** 乌鸡 500 克，鹿茸 5 克，葱花、姜、盐、料酒各适量。

**做法：**

1. 洗净食材，乌鸡切块加料酒焯水去腥。

2. 砂锅加适量水，放入乌鸡、鹿茸、姜，淋入料酒。

3. 大火烧开后转小火煮 1 小时至熟，加盐调味，撒上葱花即可。

**温馨提示：** 此汤有补气养血的功效，高血压、冠状动脉粥样硬化性心脏病等慢性疾病的人群应慎用。

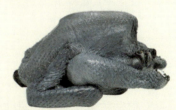

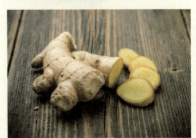

# 十六 补肾益精: 冬虫夏草

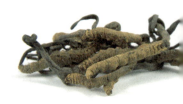

**虫草、冬虫草**

冬虫夏草是蝙蝠蛾幼虫被虫草菌寄生后形成的复合体，冬季为虫，夏季则化为草，故名"冬虫夏草"。冬虫夏草药用价值极高，成为一种珍稀而昂贵的药材。冬虫夏草中含有的虫草酸和虫草菌素等主要活性物质，具有调节免疫系统功能、抗肿瘤、抗疲劳等多种功效。

## 性味归经 02

性温，味甘。归肺、肾经。

## 功效 03

冬虫夏草具有补肾益精、润肺止咳、止血化痰的功效，常用于治疗肺结核咳嗽、咯血、慢性咳喘、盗汗、自汗、阳痿、遗精、腰膝酸痛、病后虚弱等症。

## 选购保存 04

购买时，优选虫体饱满、颜色呈黄棕色或棕褐色、表面有光泽的冬虫夏草。手捏有弹性、不易断裂，断面颜色内外一致者为佳。

冬虫夏草应密封存放在干燥、通风的地方，避免阳光直射和高温潮湿环境。低温可以延长冬虫夏草的保鲜期，最佳保存温度为 2~5℃。

## 人群宜忌 05

**宜** 适于肺、肾两虚者，体质虚弱或亚健康人群，老年人及慢性疾病后期患者，肾气不足者。

**忌** 脾胃虚寒者，孕妇、哺乳期妇女，高血压患者及有表邪者谨慎食用；儿童、青少年不宜食用。

# 虫草全鸡

**功效：** 补肾助阳。

**食材：** 冬虫夏草 10 克，老母鸡 1 只，姜、葱、盐、胡椒粉、黄酒各适量。

**做法：**

1. 洗净食材，鸡嘴里放入部分冬虫夏草，扎紧。
2. 鸡腹放入余下的冬虫夏草、姜、葱，缝合。
3. 整只鸡放入罐内，注入清汤，加适量盐、胡椒粉、黄酒。
4. 上笼蒸 1.5 小时直至食材熟透，出笼后去除姜、葱即可。

*温馨提示：此菜具有补肾助阳、止血化痰、温中益气、补精填髓的功效。*

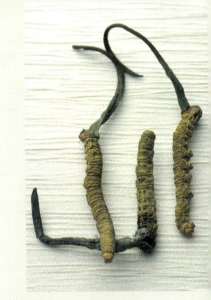

# 虫草香菇排骨汤

**功效：** 滋阴壮阳。

**食材：** 冬虫夏草 10 克，排骨 300 克，水发香菇 10 克，红枣 8 克，盐、鸡粉、料酒各适量。

**做法：**

1. 洗净食材，排骨切段加料酒焯水去腥。
2. 砂锅放入排骨、红枣、冬虫夏草，加适量水，淋入料酒。
3. 大火烧开后加香菇略煮片刻，转小火煮 2 小时至食材熟透。
4. 加适量盐、鸡粉调味即可。

*温馨提示：此汤能够滋阴壮阳、益精补血。汤中的香菇还具有降脂降压、延缓衰老的功效。*

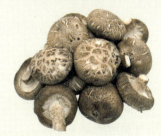

# 十七 益精壮阳：锁阳

地毛球、锈铁棒

锁阳形态宛如锁链般紧密相连，色泽多为红棕色，质地坚硬。它富含多种对人体有益的活性成分，如多糖、黄酮类化合物、矿物质及维生素等。锁阳既可入药，也可作为食材入膳，食用方式多样。

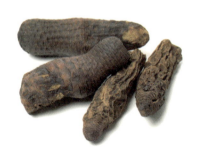

## 性味归经 02

性温，味甘。归肾、肝、大肠经。

## 功效 03

锁阳具有补肾壮阳、益肠通便的功效，常用于治疗肾虚阳痿、遗精早泄、腰膝痿软、肠燥便秘、尿血、血枯便秘、下肢痿软等症。此外，锁阳还有抗衰老、提高免疫力、辅助治疗肿瘤的作用。

## 选购保存 04

购买锁阳时，以质地较硬、个大体肥、色红、坚实、断面粉性、不显筋脉者为佳。

锁阳应密封存放在干燥、通风良好的环境中，防虫防蛀，避免阳光直射、潮湿的地方。

## 人群宜忌 05

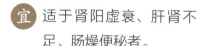

宜 适于肾阳虚衰、肝肾不足、肠燥便秘者。

忌 阴虚阳亢、脾虚泄泻、实热便秘、阳道易举、心虚气胀者尽量少食。

# 锁阳粳米粥

**功效：** 温肾助阳。

**食材：** 锁阳 30 克，粳米 50 克。

**做法：**

1. 洗净食材，锁阳切碎。
2. 锅中放入粳米、锁阳，加适量水，熬煮成粥即可。

*温馨提示：此粥具有温补肾阳、益精血、润肠通便的作用，适用于肾阳虚衰、腰膝酸软、阳痿早泄、畏寒肢冷等人群食用。*

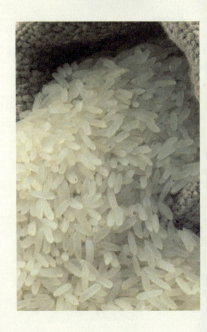

# 锁阳淮山猪腰汤

**功效：** 补肾壮阳。

**食材：** 猪腰 200 克，锁阳 6 克，淮山药 100 克，姜片 3 克，白醋、盐、鸡粉、料酒各适量。

**做法：**

1. 洗净食材，猪腰去筋膜切片，加料酒汆水捞出。
2. 淮山药去皮切段，加白醋焯煮片刻捞出。
3. 姜片放油锅爆香，加适量清水，放入淮山药、猪腰、锁阳，加料酒、盐和鸡粉调味，大火煮沸后盛入汤盅。
4. 将汤盅放入蒸锅，小火蒸 40 分钟至熟透即可。

*温馨提示：锁阳、猪腰、淮山药三者结合煲汤，可加强补肾壮阳的效果。*

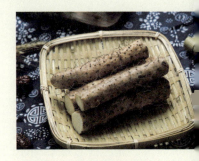

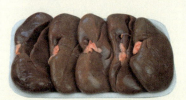

# 十八 温补肺肾: 核桃仁

核桃仁不仅口感香醇酥脆，还富含蛋白质、不饱和脂肪酸等成分，可以促进大脑发育。在日常饮食中，核桃仁既可作为零食直接食用，又能巧妙融入各类菜肴、糕点、饮品之中，提升食物的风味与营养价值。

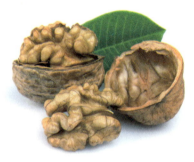

## 性味归经 02

性温，味甘。归肾、肝、大肠经。

## 功效 03

核桃仁具有温补肺肾、定喘润肠、排石的功效，常用于治疗肾虚腰痛、阳痿遗精、耳鸣、须发早白、小便频数、石淋、带下、脚软、虚寒喘咳、大便燥结等症。适量食用核桃仁还可以促进身体生长发育，增强抗氧化作用。

## 选购保存 04

选购时，优选个头均匀，缝合线紧密，外壳干净，无发黑、泛油现象的核桃。果肉饱满，外表呈黄色并带有光泽的核桃仁为佳。

核桃仁应保存在干燥的密封容器中，防湿防潮。

## 人群宜忌 05

宜 适于大多数人食用，尤其是肾虚、肺虚、便秘者，脑力劳动者和青少年，孕妇及免疫力较低下者。

忌 阴虚火旺、大便溏泄、血脂异常、口腔溃疡者，以及对核桃仁过敏者尽量少食。

# 核桃杏仁蜜

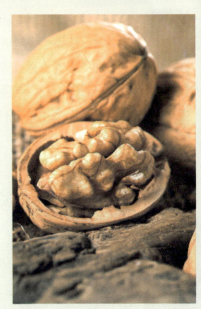

**功效：** 缓解哮喘症状。

**食材：** 核桃仁 250 克，北杏仁 250 克，蜂蜜
500 克。

**做法：**

1. 洗净食材，北杏仁加适量水在锅中煮 1 小时。

2. 放入核桃仁，水将开时加蜂蜜拌匀至沸。

3. 收汁后关火盛出，每天取适量服用，2 个星
期为一疗程。

**温馨提示：** 核桃仁、杏仁、蜂蜜三者结合食用，
能够润肺止咳、平喘补肾，有效缓解哮喘症状。

# 核桃仁黑豆浆

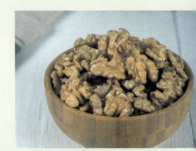

**功效：** 补肾温肺。

**食材：** 核桃仁 60 克，黑豆 80 克，白糖适量。

**做法：**

1. 将核桃仁与黑豆清洗干净。

2. 豆浆机内放入核桃仁、黑豆，加适量水打成
豆浆。

3. 装入碗中，加适量白糖拌匀即可。

**温馨提示：** 此豆浆能补肾温肺，对于改善肾虚、
肺寒等症状有帮助。

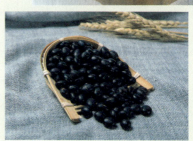

# 十九 补脾益气：甘草

甘草含有甘草甜素、多种黄酮化合物、葡萄糖、苹果酸、桦木酸、蔗糖等成分，是一种补益中草药，有"十方九草"之美誉。甘草可单独入药，也可与其他中药材配伍使用，以起到增强整体疗效的作用。

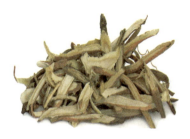

## 性味归经

性平，味甘。归脾、胃、肺经。

## 功效

甘草具有补脾益气，清热解毒，祛痰止咳，缓急止痛，调和诸药，缓解药物毒性、烈性的功效。炙用能治疗脾胃虚弱、食少、腹痛便溏、劳倦发热、肺痿咳嗽等症，生用常用于治疗咽喉肿痛、消化性溃疡、痈疽疮疡、食物中毒等症。

## 选购保存

甘草以外皮红棕或灰棕，色泽均匀为佳。购买时，优选切面坚实，中央略凹，纤维性强，粉质足，断面显环纹与菊花心，形成层环纹明显的甘草。

甘草应放入密封袋或容器中保存，并置于通风干燥处，防虫防蛀，避免潮湿环境。

## 人群宜忌

宜 适于倦怠乏力、咳嗽气喘、咽喉肿痛者。

忌 孕妇及哺乳期女性，水肿、湿盛中满、心脏病、高血压、低钾血症者不宜食用。

# 乌梅甘草饮

**功效：** 辅助治疗口腔溃疡。

**食材：** 乌梅肉、生甘草、沙参、麦冬、桔梗、
玄参各 10 克，蜂蜜适量。

**做法：**

1. 洗净食材，将所有食材放入炖盅内。

2. 加适量清水，小火蒸煮约 5 分钟，至药材的
有效成分析出。

3. 倒入杯中，加适量蜂蜜拌匀，每日 3 次，温服。

**温馨提示：** 此饮能缓解疼痛、促进溃疡恢复，有
效缓解口腔溃疡症状。

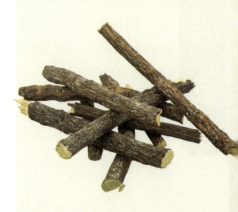

# 浮小麦甘草粥

**功效：** 缓解食欲不振。

**食材：** 浮小麦 100 克，炙甘草 10 克，红枣 10 个。

**做法：**

1. 洗净食材，炙甘草加水煎煮取汁。

2. 锅中加适量水，放入浮小麦和红枣，大火煮沸。

3. 加入甘草汁，转小火继续熬煮直至粥成。

4. 将粥盛出，每天早晚各空腹服用 1 碗。

**温馨提示：** 此粥能有效缓解食欲不振的症状，
适合脾胃虚弱、气血不足等原因引起的食欲不
振患者。

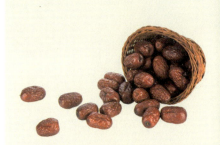

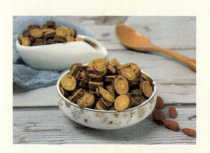

# 二十　养血柔肝：白芍

白芍为毛茛科植物芍药的干燥根，常于夏、秋二季采挖，洗净、除去头尾和细根，置沸水中煮后除去外皮或去皮后再煮，晒干入药。白芍含有丰富的化学成分，如芍药苷、芍药内酯苷等，这些成分具有多种药理作用。

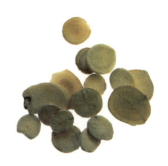

## 性味归经 02

性微寒，味苦、酸。归肝、脾经。

## 功效 03

白芍具有养血柔肝、敛阴止汗、平抑肝阳的功效，常用于治疗阴虚发热，月经不调、经行腹痛，胸腹胁肋疼痛，泻痢腹痛，自汗盗汗，崩漏、带下，头痛眩晕，血虚萎黄等症。

## 选购保存 04

优质的白芍，根部粗长且匀称平直，表面为粉白色或淡红棕色，断面白色，质坚实，体重，味微苦酸，无杂质、霉变及虫蛀。

白芍应保存在阴凉、干燥、通风良好的环境中，避免阳光直射和高温潮湿。

## 人群宜忌 05

**宜** 适于血虚、月经不调、肌肉疼痛者，以及神经衰弱、失眠者。

**忌** 白芍过敏者，气虚、阳虚自汗者，虚寒腹痛泄泻者不宜食用；肝功能严重受损者、孕妇谨慎食用。

# 白芍鸡血藤汤

**功效：**柔肝舒筋。

**食材：**白芍 30 克，木瓜 13 克，鸡血藤 15 克，葛根、甘草各 10 克，白糖适量。

**做法：**

1. 洗净食材，将所有食材放入砂锅内，加适量水浸泡 30 分钟。

2. 大火煮沸后转小火煮 30 分钟，倒出汤汁。

3. 所有食材再加适量水，重复熬煮一次，将两次所得药汁混合。

4. 加适量白糖拌匀即可。每日 1 剂，分 2 次服用。

**温馨提示：**白芍鸡血藤汤具有柔肝舒筋、活血补血、生津止渴的功效。

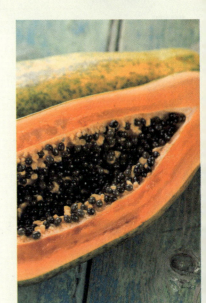

# 白芍山药鸡汤

**功效：**养血柔肝。

**食材：**白芍 12 克，莲子 50 克，枸杞 10 克，山药 100 克，鸡肉 400 克，盐、料酒、鸡粉各适量。

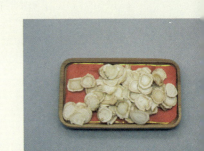

**做法：**

1. 洗净食材，山药去皮切丁，鸡肉切块焯水去腥。

2. 锅中加适量水，放入所有食材，淋入料酒，大火煮沸。

3. 转小火煮 40 分钟至食材熟透，加适量盐和鸡粉调味即可。

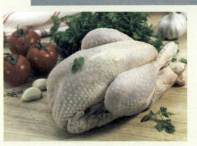

**温馨提示：**此汤具有养血柔肝、缓急止痛、益精明目的功效。

# 二十一　祛风散寒: 白芷

独活、香大活、川白芷、香白芷

白芷的根部为主要药用部位，常于夏、秋间叶黄时采挖，除去须根及泥沙，晒干或低温干燥后入药。白芷的香气独特而浓郁，可用作香料或调味品，为食物增添风味。它还因具有美容功效，常被应用于美容护肤品中。

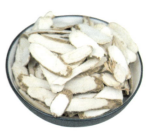

## 性味归经 02

性温，味辛。归肺、脾、胃经。

## 功效 03

白芷具有祛风散寒、消肿排脓的功效，常被用于治疗感冒头痛、眉棱骨痛、牙痛等。白芷因气味芳香，善于通鼻窍，对于鼻塞流涕、鼻炎、鼻窦炎等也有显著疗效。此外，白芷的水煎剂还有杀虫、灭菌作用。

## 选购保存 04

选购白芷，以独枝、根条粗壮、质硬、体重、色白、粉性强、气香味浓者为佳。

白芷应密封保存在干燥、通风、阴凉的地方，避免高温受潮导致霉变或变质。

## 人群宜忌 05

宜 适于风寒感冒患者，头痛、牙痛、风湿痹痛、鼻渊、疮痈肿毒患者。

忌 阴虚血热、脾胃虚寒、气血亏虚、过敏者忌用，孕妇慎用。

# 玉竹白芷润肺汤

**功效：** 润肺止咳。

**食材：** 鸡腿 700 克，薏米 100 克，白芷 10 克，玉竹 10 克，葱、姜、盐、鸡粉、料酒各少许。

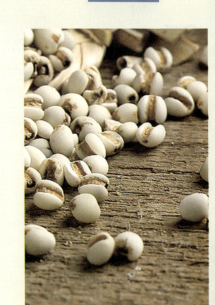

**做法：**

1. 洗净食材，鸡腿切小块加料酒焯水去腥。
2. 锅中适量水烧热，加入玉竹、白芷、薏米，大火煮 30 分钟。
3. 倒入鸡腿、姜片、葱段、料酒，继续炖煮至熟。
4. 加适量盐和鸡粉调味即可。

**温馨提示：** 此汤具有润肺止咳的效果，能缓解秋季干燥或上呼吸道感染后引起的咳嗽不适。

# 金银花白芷汤

**功效：** 缓解头痛鼻塞。

**食材：** 金银花 5 克，白芷 5 克。

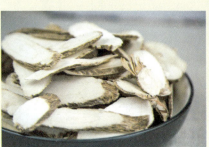

**做法：**

1. 砂锅中注入适量水，加入金银花和白芷。
2. 大火煮沸后转小火续煮 30 分钟，至有效成分析出。
3. 关火盛出，趁热服用即可。

**温馨提示：** 此汤既能清热解毒，又能缓解头痛鼻塞，适用于感冒初期或鼻炎患者。

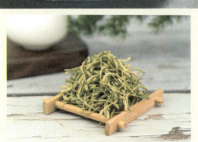

# 二十二　温经止痛：桂枝

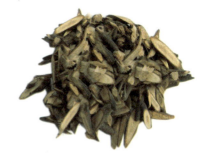

桂枝源自樟科樟属的中等大乔木——肉桂树，是肉桂树的嫩枝经过精心炮制而成。桂枝中主要含有挥发油、桂皮醛、桂皮酸钠等有效成分，药用价值高。

## 性味归经 02

性温，味辛、甘。归心、肺、膀胱经。

## 功效 03

桂枝具有温经止痛、解表发汗、通阳化气、调和营卫、抗炎抗过敏、降压的功效，能够驱散体内寒邪，促进气血畅通，对于因寒邪侵袭或阳气不足导致的经脉不畅、寒气凝滞等症状，具有显著的缓解作用。

## 选购保存 04

优质的桂枝，切片皮部呈红棕色，木部为黄白色至浅黄棕色，髓部略呈方形。闻之有特异香气，味甜、微辛。

桂枝应存放在阴凉、干燥、通风的地方，避免阳光直射和潮湿环境。

## 人群宜忌 05

宜 适于风寒表证患者、寒凝血滞及阳气不足者。

忌 阴虚火旺、风热感冒者，对桂枝过敏者忌用，孕妇及哺乳期妇女慎用。

208

# 生姜桂枝粥

**功效：** 缓解风寒感冒。

**食材：** 生姜 10 片，桂枝 3 克（研末），粳米 50 克，红糖 30 克。

**做法：**

1. 洗净食材，粳米用清水浸泡片刻。
2. 锅中加适量水，放入生姜、桂枝、粳米，熬成稀粥。
3. 粥成后，加适量红糖拌匀即可。

**温馨提示：** 此粥具有发汗解表、温阳散寒的功效，适用于风寒感冒初期，可帮助身体快速恢复。

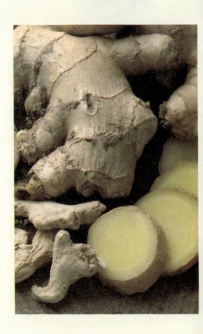

# 甘草桂枝茶

**功效：** 补益心阳。

**食材：** 炙甘草 10 克，桂枝 15 克。

**做法：**

1. 杯中放入炙甘草和桂枝。
2. 加适量开水，盖好盖闷泡 5 分钟。
3. 揭盖，趁热服用即可。

**温馨提示：** 此汤能补益心阳、强健脾胃，辅助治疗心律失常、心动过缓、心肌缺血等心脏疾病。

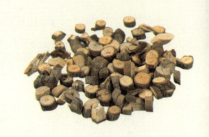

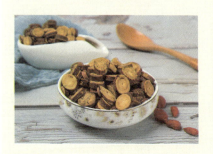

# 二十三 养心安神: 莲子

藕实、莲实、莲蓬子、莲肉

莲子为睡莲科植物莲的干燥成熟种子，其含有的莲心碱等成分，对调节人体机能、增强免疫力有着积极作用。它是一种养生药材，常用于食疗保健中，既可做成清甜可口的莲子粥，亦可作为糕点、汤羹的配料。

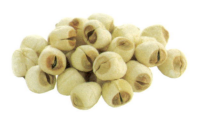

## 性味归经
02

性平，味甘、涩。归心、脾、肾经。

## 功效
03

莲子具有养心安神、补脾止泻、益肾涩精的功效，常用于治疗脾虚久泻、遗精带下、心悸失眠、夜寐多梦、久痢、虚泻、妇人崩漏带下等症。适量食用莲子还能清热解毒、润肺止咳。

## 选购保存
04

选购时，优选那些色泽黄白、肉质肥厚、颗粒大而饱满的莲子。

购买后，应将干品妥善存放于干燥通风处，以防潮湿导致变质，并采取措施预防虫蛀。

## 人群宜忌
05

宜 适于大部分人食用，尤其是慢性腹泻、失眠、多梦、遗精、心慌者。

忌 便秘、消化不良、腹胀者尽量少食。

# 莲子桂圆红枣汤

**功效：** 养心安神。

**食材：** 莲子 50 克，桂圆 60 克，红枣 10 个，糯米 50 克，红糖少许。

**做法：**

1. 洗净食材，桂圆去壳取肉。

2. 锅中加适量水，放入糯米、莲子、桂圆肉、红枣，熬成粥。

3. 粥成后，加适量红糖调味拌匀即可。

**温馨提示：** 此粥口感香甜，具有养心安神的效果。

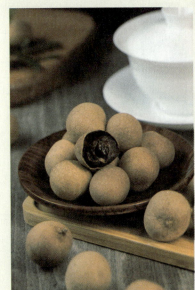

# 莲子排骨汤

**功效：** 补肾益精。

**食材：** 猪肋排 500 克，去芯莲子 100 克，生姜片、盐各适量。

**做法：**

1. 洗净食材，排骨切段焯水去腥。

2. 砂锅加适量清水，放入排骨、莲子、生姜片。

3. 大火煮沸撇去浮沫，转小火炖煮 2 小时，加盐调味即可。

**温馨提示：** 莲子益肾固精，排骨滋补身体，两者炖煮成汤，共同发挥出补肾益精的功效。

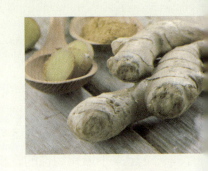

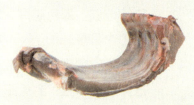

# 二十四　行气镇咳：陈皮

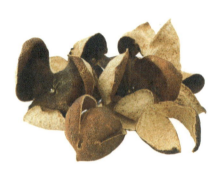

橘皮、贵老、红皮、黄橘皮、广橘皮

陈皮富含挥发油、黄酮类化合物、生物碱等多种活性成分，具有多种药用价值。陈皮不仅是一味中药材，也是一种常见的调味和保健佳品。无论是炖肉、煲汤还是制作甜品，加入适量陈皮都能提升菜肴的风味和营养价值。

## 性味归经
性温，味辛、苦。归肺、脾经。

## 功效
陈皮具有行气镇咳、疏通气机、调和脾胃、开胃消食、提神醒脑的功效，常用于改善胸闷、湿痰咳嗽、消化不良、食欲不振、脘腹胀满等。此外，陈皮还具有抗氧化、抗炎、抗菌的作用。

## 选购保存
选购时，优选香气浓郁持久、摸起来干燥有韧性的陈皮。通常年份越久的陈皮，颜色越深，表面越带有光泽和油润感。

陈皮需密封保存在干燥通风的地方，防虫防蛀，避免阳光直射和潮湿的环境。

## 人群宜忌
**宜** 适于大部分人食用，尤其是脾胃气滞、咳嗽痰多、食欲不振者。

**忌** 孕妇和哺乳期女性，年幼儿童，热感冒患者，消化不良、腹泻等病症患者谨慎食用。

# 陈皮红枣汤

**功效：** 治疗湿热型腹泻。

**食材：** 干红枣 12 个，陈皮 10 克。

**做法：**

1. 洗净食材，红枣于铁锅内炒至微焦备用。

2. 锅中加适量水，放入红枣、陈皮，煎煮 15 分钟。

3. 取汁趁热服用。

**温馨提示：** 此汤能调理肠胃功能，改善湿热型腹泻的症状。

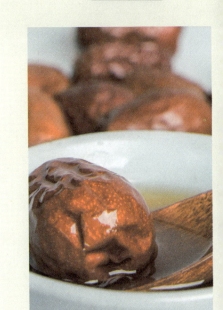

# 薏苡仁陈皮粥

**功效：** 理气调经。

**食材：** 陈皮、竹茹各 9 克，薏苡仁 30 克，
珍珠母 20 克。

**做法：**

1. 洗净食材，将陈皮、竹茹、珍珠母用布包好，水煎取汁。

2. 锅中加适量水，放入薏苡仁，大火煮沸。

3. 加入药汁拌匀，转小火熬煮成粥即可。

**温馨提示：** 此汤具有理气调经、补益气血、健脾开胃的功效。

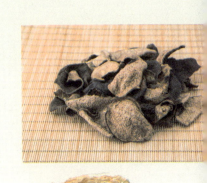

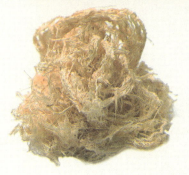